失智失能老年人日常照护指导手册

冯建光　编著

上海浦江教育出版社

图书在版编目(CIP)数据

失智失能老年人日常照护指导手册/冯建光编著.
—上海：上海浦江教育出版社有限公司，2014.10
ISBN 978-7-81121-377-5

Ⅰ.①失… Ⅱ.①冯… Ⅲ.①老年人-护理-手册
Ⅳ.①R473-62

中国版本图书馆 CIP 数据核字(2014)第227837号

上海浦江教育出版社出版

社址：上海海港大道 1550 号上海海事大学校内　　邮政编码：201306
分社：上海蔡伦路 1200 号上海中医药大学内　　邮政编码：201203
电话：(021)38284910/12(发行) 38284923(总编室) 38284916(传真)
E-mail：cbs@shmtu.edu.cn　URL：http://www.pujiangpress.cn
上海市印刷十厂有限公司印装　上海浦江教育出版社发行
幅面尺寸：169 mm×235 mm　印张：9.5　字数：175 千字
2014 年 10 月第 1 版　2014 年 10 月第 1 次印刷
责任编辑：黄　健　　封面设计：赵宏义
定价：28.00 元

自序:我们能为老人做些什么?

《失智失能老年人日常照护指导手册》一书是为老年人而编写的,是为"我们能为老人做些什么"的思考而编写的。每个老人的生命都承载着厚重的印记,十月怀胎、哺育子女,他们无微不至;资助子女买房置业、结婚生子,照顾孙辈,他们鞠躬尽瘁,至死不移。

面对中国日益严重的人口老龄化和高龄化趋势,一方面我们应该高兴和感恩,因为可以更多地享受亲情的温馨;另一方面我们应该思考,如何让老年人享受舒适的养老生活。适老生活社区、孝道文化弘扬、专业照护服务技术、养老模式创新是老人安享晚年的重要路径。然而正常老化是不可避免的,为失智、失能老年人提供专业照护是我们能为老人做的一件非常有意义的事情。

本书是在参阅护理学、老年学、心理学专业领域的理论书籍,深入养老服务机构一线调研基础上总结编写而成的。从日常生活照料、生命体征测量、安全保护、用药照料及其他心理行为问题照护五个类别编写了42项照护服务流程,对照护服务项目从概念界定、目的、标准、操作步骤进行规范,并附操作流程及手绘指导图,方便照护服务人员学习。尽可能从专业、易学的角度选择内容,让读者可以应用于老年照护服务过程。

本书得以顺利出版,首先要感谢上海市浦东新区福利企事业管理所的支持,为我提供研究的平台,能使我顺利进入浦东新区各优秀养老机构收集素材。感谢带我进入养老服务领域的导师——上海瑞福养老服务中心李传福主任,是他倾囊相授多年的养老服务经验。感谢上海中医药大学的同事们,他们为本书提供了宝贵建议,令全书不断完善。感谢我可爱的学生蒋恩慈、李懿、谷家骊,他们为本书收集整理服务流程素材。感谢护理学院廖晓琴副教授为本书提供的专业指导。同时感谢上海浦江教育出版社编辑在本书设计、排版、出版方面的大力支持。为老人做事情是一种功德,而学术的研究则是一个不断学习的过程,需要严谨的态度和不断改进的精神。对于书中不成熟的地方,恳请诸位专家、学者和读者朋友多提宝贵的批评意见!本人的电子邮箱地址:cn.jianguang@hotmail.com,欢迎随时赐教!

冯建光

2014年6月

目　录

日常生活照护(Daily care)

生命体征的测量(Vital signs measurement)

安全保护(Safeguard)

用药照料(Medication care)

其他照护(Other care)

日常生活照护
(Daily care)

一、晨间护理
(Morning care)

(一) 定义

晨间护理是为满足老人日常清洁需要,促进舒适、休息与康复,于晨间所进行的生活护理,是为老人进行的清洁护理操作。

(二) 目的

使老人清洁、舒适,预防感冒、褥疮的发生,保持居室清洁。

(三) 护理要求

1. 帮助老人排便、漱口、洗脸、洗手、梳头。
2. 检查皮肤受压情况。
3. 更换衣服和床单。
4. 观察老人一般情况。
5. 整理床单,酌情开窗通风。

(四) 操作步骤

1. 备齐用物携至床边,向老人说明情况,以取得配合。
2. 酌情关闭门窗,或以屏风遮挡。
3. 协助老人排便、漱口(口腔护理)、洗脸、洗手、梳头、翻身,检查老人皮肤受压情况,进行背部按摩等。
4. 了解老人睡眠情况及病情变化,按需进行心理护理。
5. 用消毒毛巾湿式扫床,整理床单,需要时更换衣裤、被套、大床单等,酌情开窗通风。

（五）操作流程

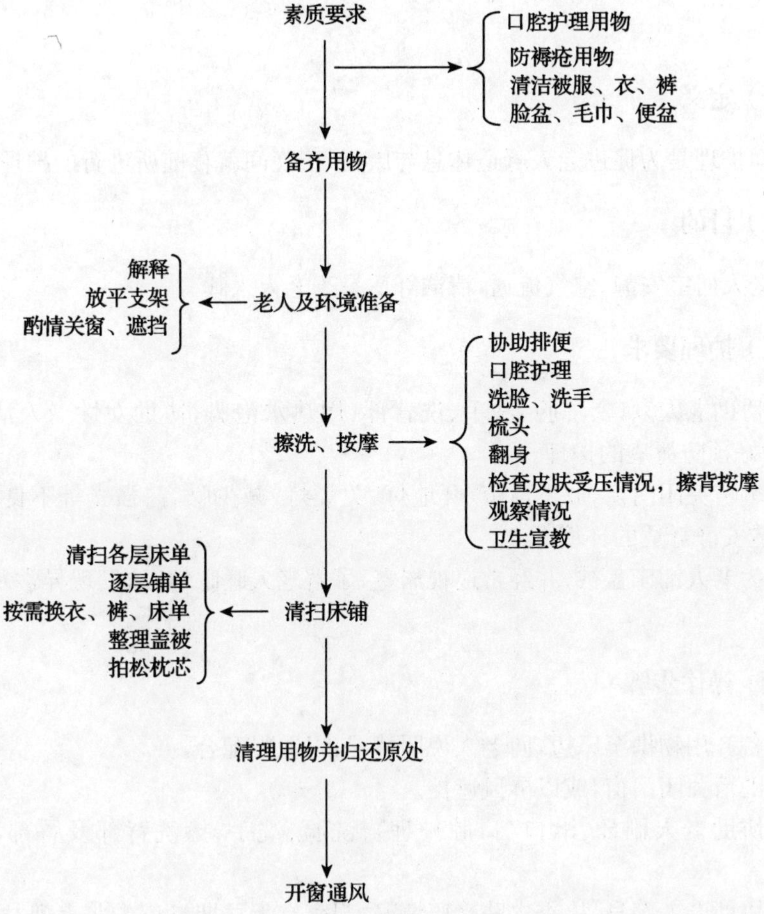
素质要求
口腔护理用物
防褥疮用物
清洁被服、衣、裤
脸盆、毛巾、便盆
备齐用物
解释
放平支架
酌情关窗、遮挡
老人及环境准备
擦洗、按摩
协助排便
口腔护理
洗脸、洗手
梳头
翻身
检查皮肤受压情况，擦背按摩
观察情况
卫生宣教
清扫各层床单
逐层铺单
按需换衣、裤、床单
整理盖被
拍松枕芯
清扫床铺
清理用物并归还原处
开窗通风

二、晚间护理
(Night care)

(一) 定义

晚间护理是为促进老人舒适休息与康复,于晚间就寝前所进行的护理。

(二) 目的

使老人居室安静,空气流通,清洁舒适易于老人入睡。

(三) 护理要求

1. 协助老人漱口、洗脸、洗手、洗背部、用热水泡脚,协助女性老人清洗会阴部,并做好预防褥疮的护理。
2. 酌情关闭门窗,放下窗帘,开地灯,关大灯,减少噪音、强光等不良刺激,为老人创造安静舒适的环境。
3. 为老人铺床盖被,并经常巡视居室,了解老人睡眠情况,发现异常及时与家属联系。

(四) 操作步骤

1. 备齐用物携至床边,向老人说明情况,以取得配合。
2. 酌情关闭门窗,或以屏风遮挡。
3. 协助老人刷牙、漱口(口腔护理)、洗脸、洗手、擦洗背部及臀部,用热水泡脚。
4. 协助老人翻身,检查皮肤受压情况,观察有无早期褥疮先兆表现,按摩背部和骨隆突部位。
5. 按需要更换衣服、床单等,并整理好床单位。
6. 协助老人排便。
7. 保持病室安静,调节室温及光线,创造良好舒适的睡眠环境。

（五）操作流程

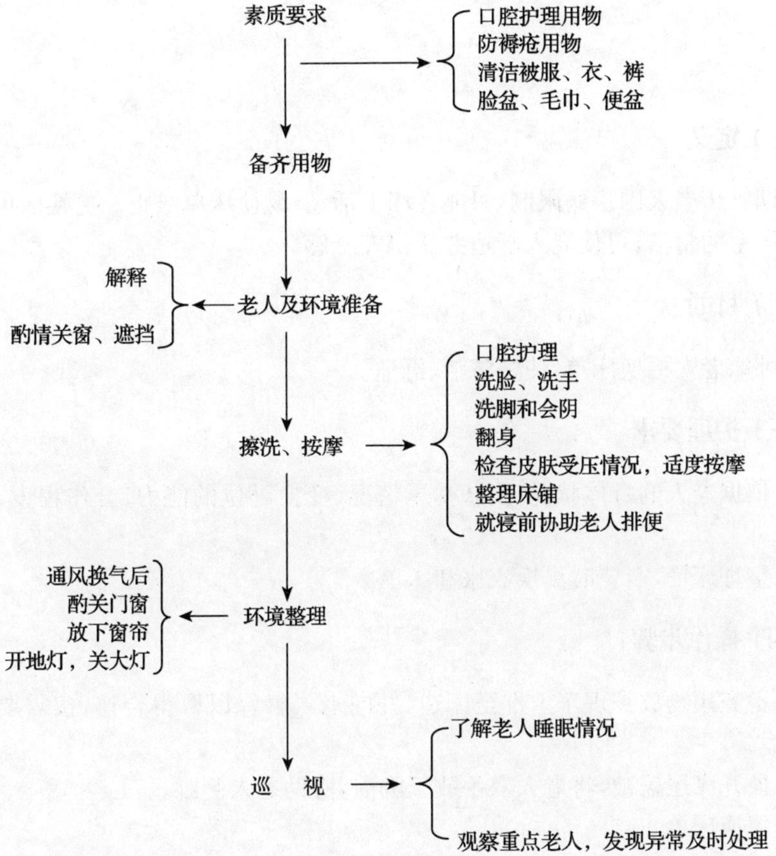
素质要求
口腔护理用物
防褥疮用物
清洁被服、衣、裤
脸盆、毛巾、便盆
备齐用物
解释
酌情关窗、遮挡
老人及环境准备
口腔护理
洗脸、洗手
洗脚和会阴
翻身
检查皮肤受压情况，适度按摩
整理床铺
就寝前协助老人排便
擦洗、按摩
通风换气后
酌关门窗
放下窗帘
开地灯，关大灯
环境整理
了解老人睡眠情况
巡　视
观察重点老人，发现异常及时处理

三、更换卧床老人床单
(Changing an occupied bed)

(一) 定义

长期卧床老人因疾病限制,只能在床上活动,易使床单皱折。更换床单可保持床单和居室的整洁,可使老人舒适并获得安全感。

(二) 目的

为卧床老人更换床单,使之清洁、舒适。

(三) 护理要求

1. 依据老人的身体状况、皮肤受压情况、变换卧位的能力、合作程度,顺利完成操作。

2. 整理床铺,需要时更换衣服和床单。

(四) 操作步骤

1. 备齐用物放护理车上推至床边,并向老人解释以取得合作,按需要协助老人用便盆。

2. 松开床尾盖被,将老人双手放于胸前,协助老人侧卧。

3. 更换床单

(1) 松开近侧床头、床尾的被单,将中单卷入老人身下。扫净橡胶单,搭于老人身上,再将大单卷入身下。扫净褥垫上的渣屑,将清洁床单的中线和床的中线对齐,一半塞于老人身下,靠近侧的床单自床头、床尾、中间先后平整拉紧铺好,放平橡皮中单及中单,然后一同塞入床垫下。

(2) 帮助老人侧卧于铺好的一边,面向护理员。护理员转至对侧,将污大单、污中单卷至床尾,投入护理车的污物袋。

(3) 扫净橡皮中单,搭于老人身上,扫净床上渣屑,依顺序将清洁大单、橡皮单、中单逐层拉平,同上法铺好,协助老人取仰卧位。

4. 更换被套:解开污被套开口端带子,将棉胎从污被套内竖折三折后脱出,铺在污被套上，将清洁被套(反面)平放于棉胎上，从被套开口处向上翻，套住棉胎，将清洁被套往下拉平开口端，系好带子。撤去污被套放入污衣袋，为老人盖好被。

5. 更换枕套：方法同铺床法，将更换好的枕头放于老人头下。安置老人舒适卧位，还原床旁桌椅，整理床单位，保持居室整齐，并将污被服送污物间处理。

(五) 操作流程

素质要求

↓

备齐用物 → 护理车推至老人床前

↓

老人准备 → 解释、了解老人情况

↓

移床旁桌椅 → 移床旁桌距床旁20 cm，移椅距床尾15 cm，将床刷加套放于床尾椅上

↓

更换床单（中单）：
1. 松开床尾盖被，移枕头，助老人侧卧在床对侧
2. 松开近侧各层被单，扫净橡胶单，搭于老人身上，将中、大单卷入身下，扫净褥垫上的屑渣
3. 将大单拉平，包好床头和床尾各角，放平橡胶中单，铺上中单和橡胶单，一起塞入床垫下
4. 铺好一侧，转至对侧，同上法铺好各层

↓

更换被套 → 将棉胎从污被套内脱出，铺在污被套上，将清洁被套（反面）平放于棉胎上，从被套开口处向上翻，套住棉胎，将污被套撤走，放在护理车污衣袋内

↓

更换枕套 → 拆下污枕套，更换清洁枕套，拍松，置老人头下

↓

清理用物 → 床刷套拿去清洗，消毒后备用

备用物品：

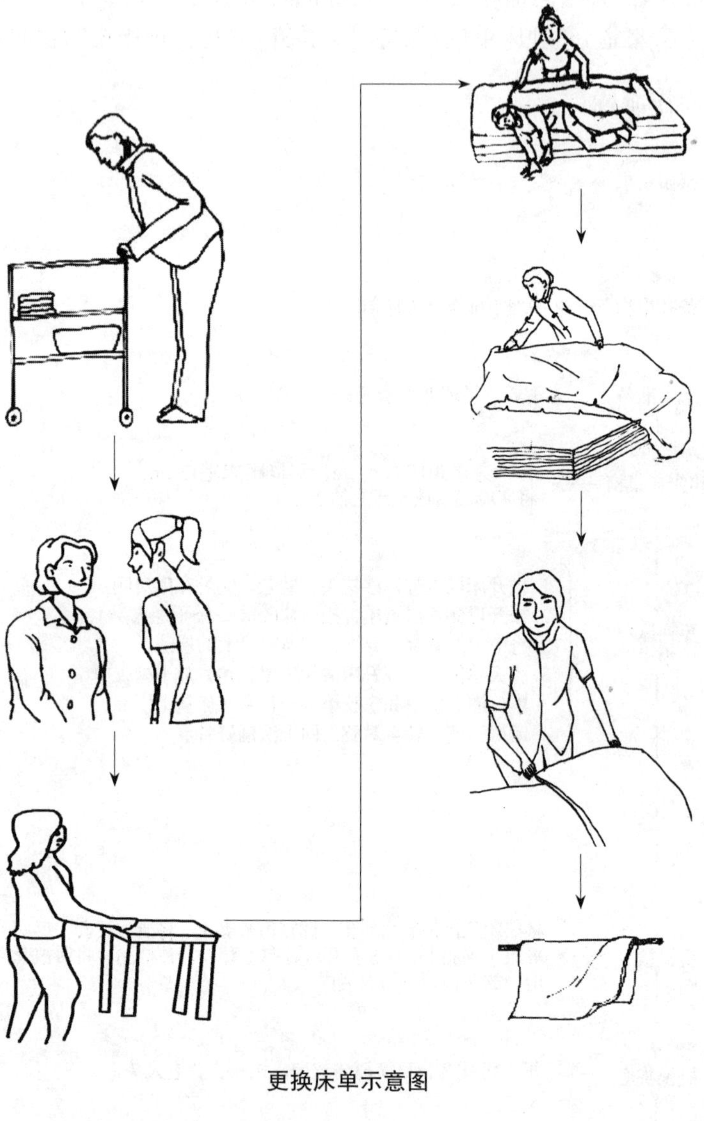

更换床单示意图

四、洗脸
(Washing face)

(一) 定义

指为保持卧床老人面部皮肤清洁舒适,促进皮肤排泄及血液循环的护理操作。

(二) 目的

洗脸可去除面部汗渍、污渍,使老人面部保持清洁舒适。

(三) 护理要求

洗脸顺序正确,使老人感觉舒适。

(四) 操作步骤

1. 脸盆等用物携至老人床前。

2. 向老人说明操作内容,以取得合作。

3. 老人取坐位或仰卧位。

4. 将温水注入脸盆,测水温,毛巾浸泡绞干绕在手掌上,顺序擦洗面部,由内眼角→额部→鼻翼→面部→颌部→耳→颈部。

5. 擦洗后给老人涂护面油。

(1) 眼部:眼睛有眼屎时,用湿润的纱布由内眼角向外眼角擦拭,眼屎干硬粘在眼角时,可以把湿润的纱布敷在眼睛上,把眼屎软化后再擦除。

(2) 耳朵:用湿润的棉棒清洗耳内污物,注意动作要轻,耳垢干硬时,用蘸有石蜡油的棉棒往耳朵里滴入石蜡油1~2滴,待耳垢变软后再清除。

(3) 鼻腔:用面纸擦鼻涕,如果鼻涕凝固在鼻腔内,可以用棉棒蘸石蜡油,浸软凝固物后再清除。

6. 调整老人体位使其舒适,整理用物,结束操作。

（五）操作流程

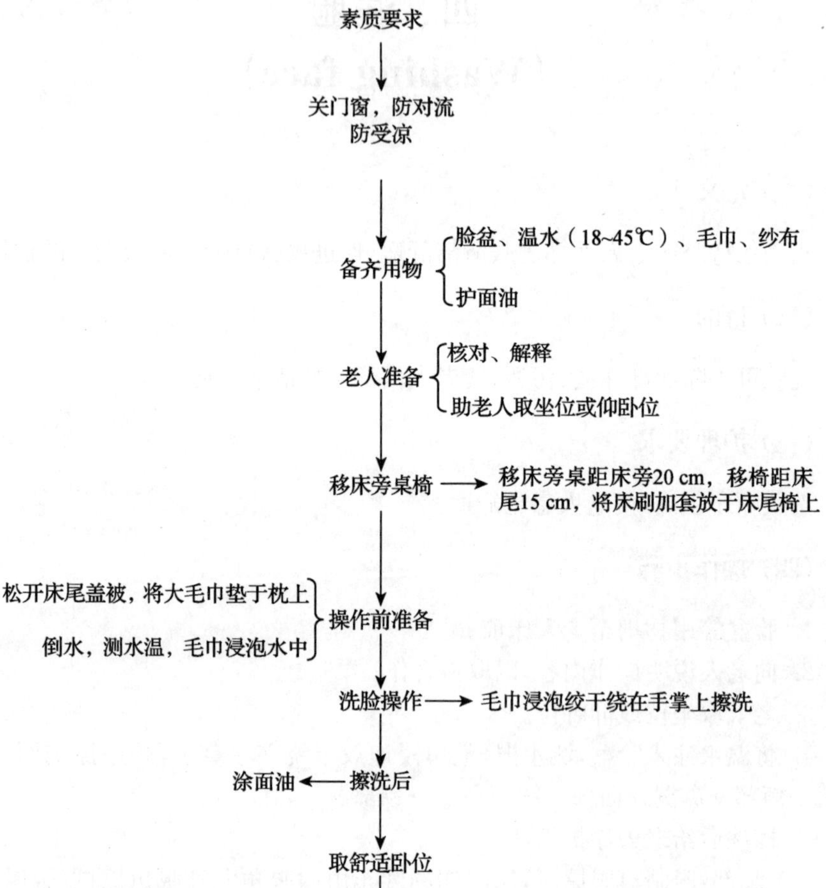

注意事项：

（1）擦洗顺序：内眼角→外眼角→额部→鼻翼→面→颌部→耳→颈部。

（2）眼部：眼睛有眼屎时，用湿润的纱布敷在眼睛上，把眼屎软化后再擦除。

（3）耳朵：耳垢干硬不好清除时，用浸泡石蜡油的棉棒往耳朵里滴入石蜡油1～2滴，待耳垢变软后再清除。

（4）鼻腔：鼻屎干硬，可以用棉棒蘸石蜡油浸软后清除。

备用物品:

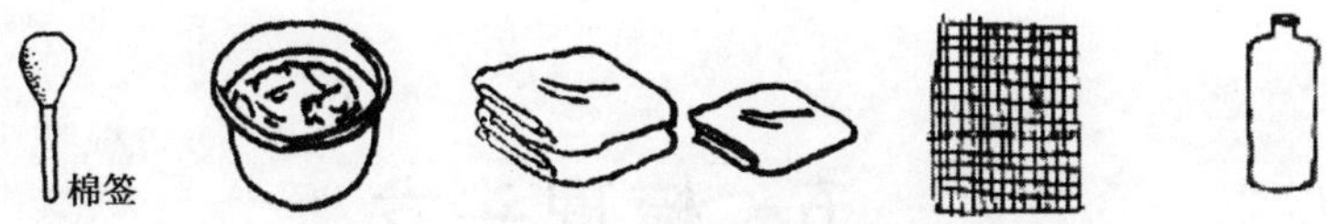

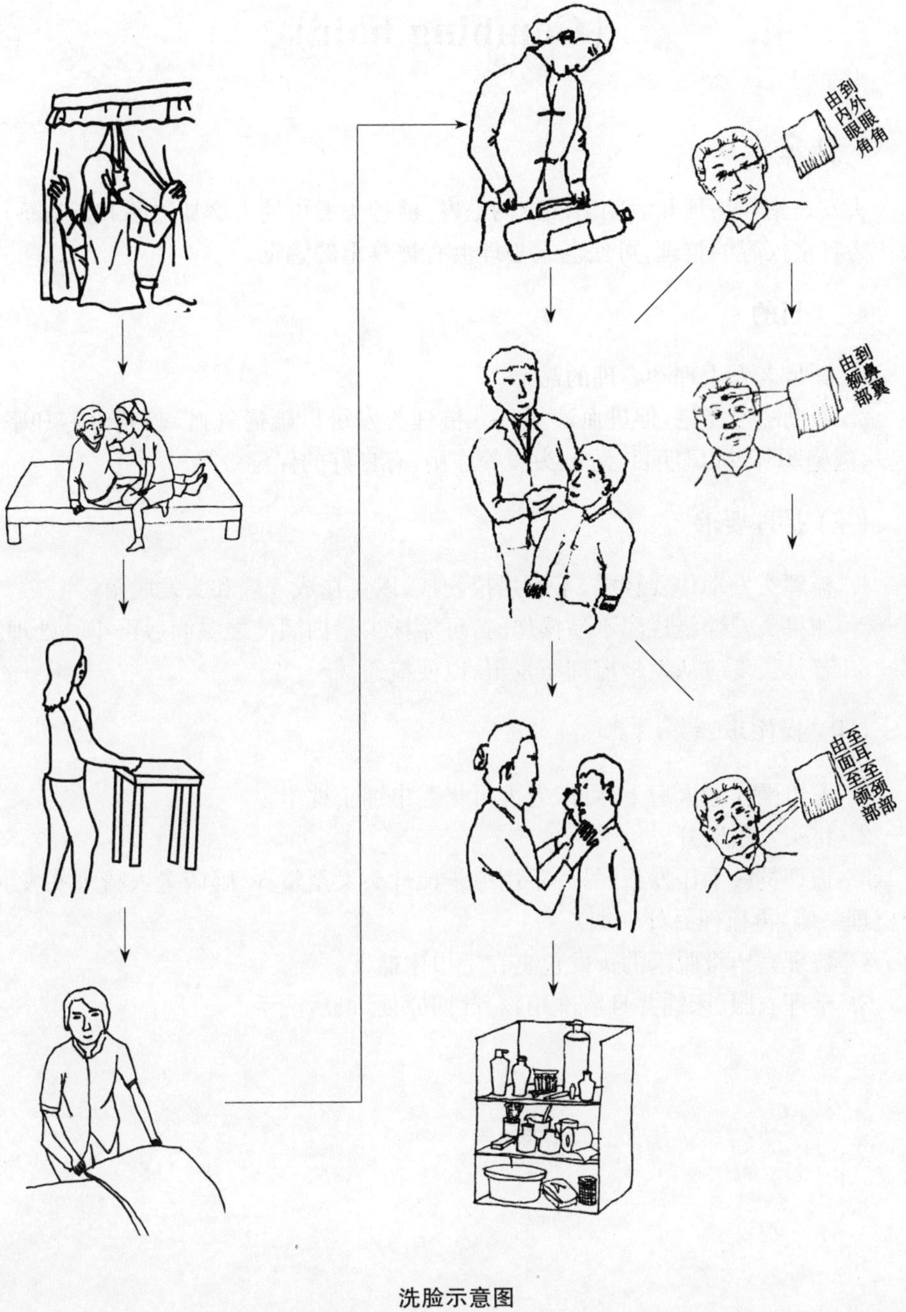

洗脸示意图

五、梳理头发
(Combing hair)

(一) 定义

头发是指在头顶和后脑勺部位的毛发,梳理头发可使人增加美感和舒适感;梳头作为日常仪容的整理,可使老人心理上有被尊重的感觉。

(二) 目的

1. 满足老人生理和心理的需要。

2. 帮助疏通经络,促进血液循环。梳理头发可以疏通气血,起到滋养和坚固头发、健脑聪耳、散风明目、防治头痛等作用,有良好的保健效果。

(三) 护理要求

1. 梳理头发动作要轻柔,不可强拉硬拽,以免造成疼痛和头发脱落。

2. 如果头发缠绕成团不易操作时,可涂抹少量白酒使之湿润后再小心处理。

3. 若是长发应从发梢梳理至发根,以便梳通。

(四) 操作步骤

1. 毛巾围在老人肩上(卧床老人可将毛巾铺于枕巾上)。

2. 将头发松散开。

3. 护理员一手压发根,另一手用梳子梳理头发至整齐(卧床老人梳理头发时,先梳理一侧,再梳理另外一侧)。

4. 梳理完毕将脱落的头发包裹在毛巾中撤下。

5. 整理衣服、床铺并且清洗用物,放回原处,最后洗手。

(五) 操作流程

素质要求

↓

关门窗

↓

备齐用物：
- 毛巾
- 梳子
- 牛皮筋或发绳（需要时）

↓

老人准备：
- 核对、解释
- 助老人坐起或仰卧于合适体位

↓

操作前准备：
- 干毛巾围于老人肩部，卧床老人铺于床上
- 头发缠绕、打结者，先用少量清水湿润

↓

梳理头发
- ← 对于卧床老人，可先梳理一侧再梳理另外一侧
- → 散开头发，一手压住发根，一手持梳子从发根梳到发梢。长发打结者，先从发梢至发根逐步梳理顺畅后再从发根到发梢梳理整齐

↓

按老人习惯梳理发型

↓

取舒适卧位

↓

整理用物

注意事项：

1. 梳子的选择

单排梳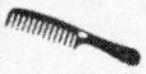：这种梳子更适合轻薄发质者，头发太厚重，用它则很难梳到发根。

阔齿梳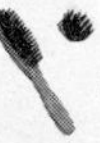：适用于简单梳通头发，尤其能防止未干的头发折断。

九排梳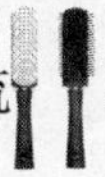：适合中长发或短发，能穿透较厚重的长发。

2. 失智、失能老人不宜用塑料梳子，易产生静电，应选择木质梳或牛角梳。

备用物品：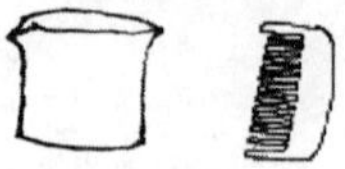

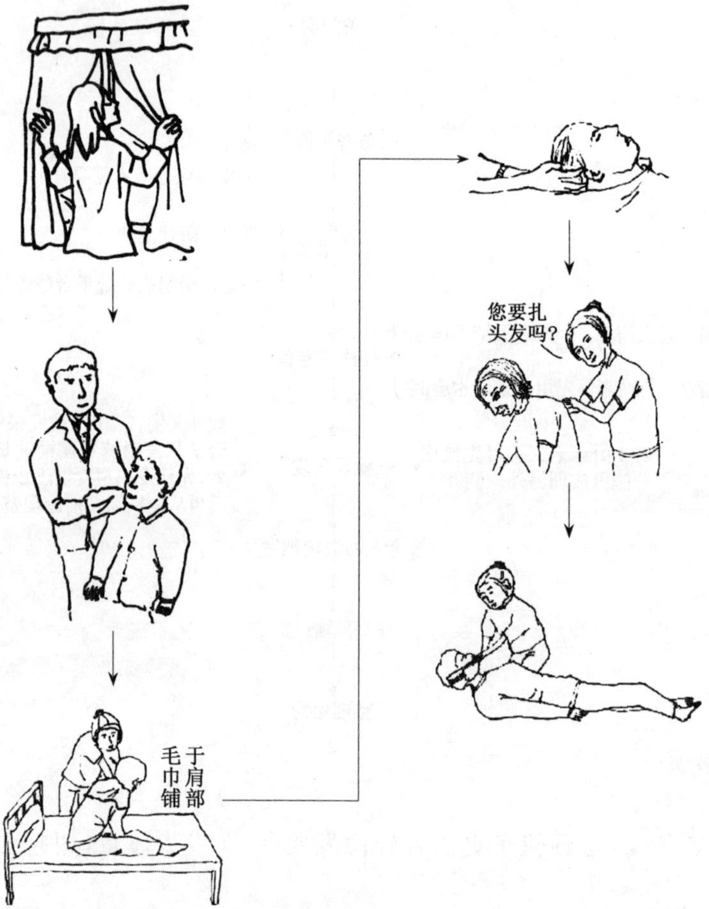

梳头示意图

六、口腔护理
(Oral care)

(一) 定义

对老人的口腔进行护理。

(二) 目的

1. 漱口能除去老人口腔内的食物残渣，保持口腔清洁，预防口腔感染等并发症。

2. 防止口臭、口垢，促进食欲，保持口腔正常功能。

3. 观察口腔黏膜和舌苔的变化及特殊的口腔气味，提供老人身体健康状况的动态信息。

(三) 护理要求

1. 提高老人及家属对牙齿保健的重视程度，养成良好的口腔卫生习惯。

2. 观察老人意识状态、进食情况，口唇、口角、口腔黏膜、牙齿的一般情况，注意口腔有无异常气味、炎症、溃疡、出血等。

3. 根据老人的情况确定协助口腔清洁或给予口腔护理的方法。

(四) 操作步骤

1. 擦洗时动作要轻，对凝血功能差的老人，要防止碰伤其黏膜及牙龈。

2. 对昏迷老人禁忌漱口，需用张口器时，应从臼齿处放入，擦洗时，每个部位用一个棉球，棉球湿度以不滴水为度，以防溶液被吸入呼吸道。

3. 擦洗顺序：口唇→左外侧→右外侧→左上内侧→左上咬合→左下内侧→左下咬合→左侧颊黏膜→右上内侧→右上咬合→右下内侧→右上咬合→右下内侧→右下咬合→右侧颊黏膜→硬腭→舌面→口唇。

4. 老人因吞咽能力明显减弱，所以漱口的用水量应多些，使残留在牙间隙、唇颊沟、牙颈部的食物残渣和碎屑尽可能得以清除。

5. 帮老人擦净面部，整理用物，结束操作。

（五）操作流程

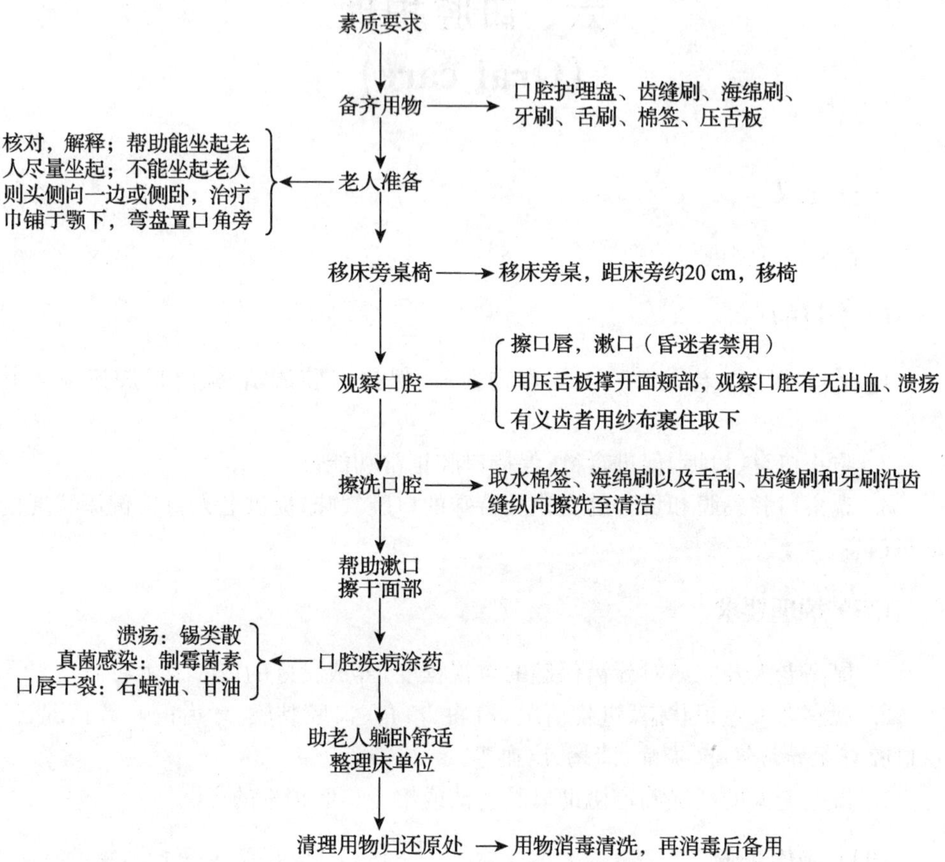

注意事项：

1. 根据病种选择漱口溶液。

2. 擦洗顺序：左侧→右侧，外侧面→内侧面→咬合面，上齿→下齿→颊黏膜（弧形擦洗），硬腭→舌面。

3. 对于口中不能储水或吞咽困难的老人，下颌要稍微内收。禁止后仰、咽喉伸直，以防吸入性肺炎。

备用物品:

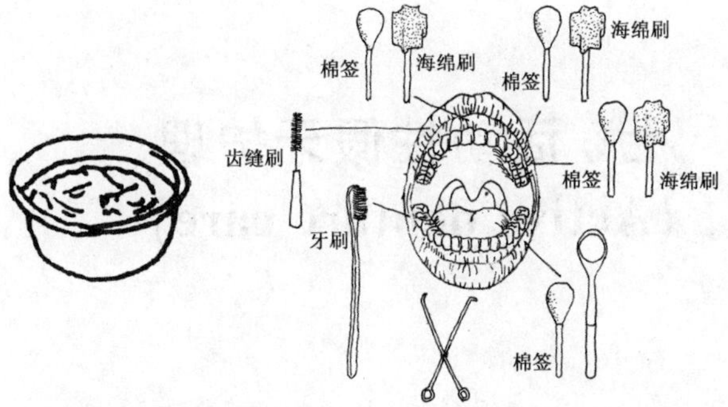

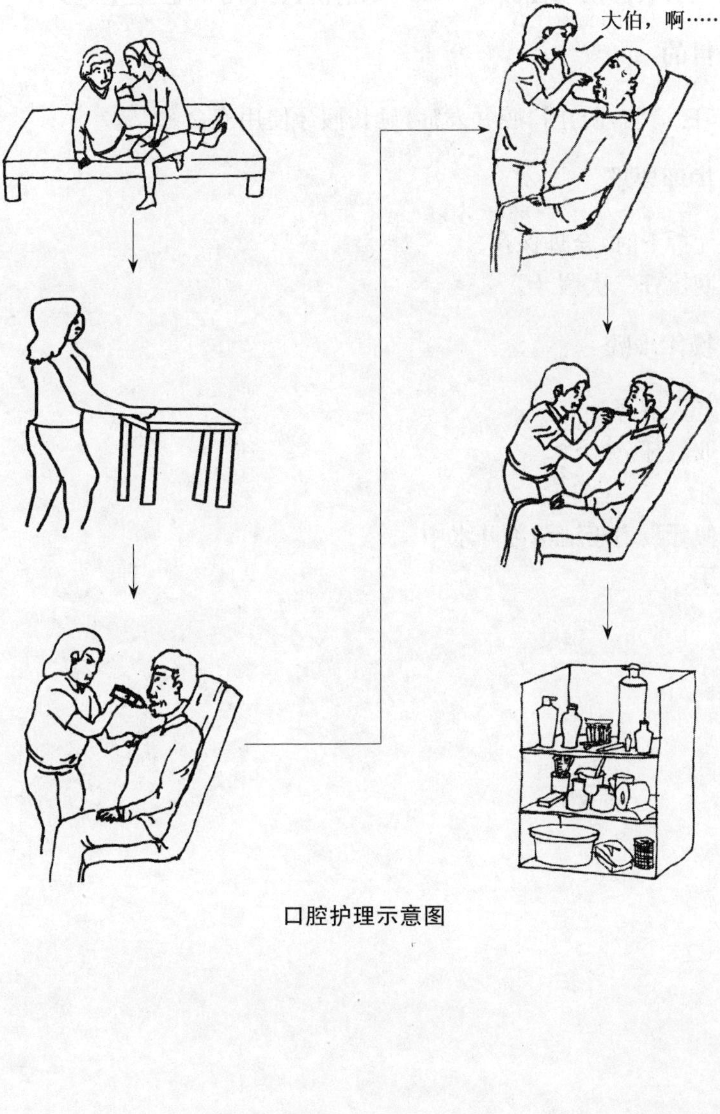

口腔护理示意图

七、活动性假牙护理
(Active denture care)

(一) 定义

活动性假牙是由基托上的假牙和有弹性的金属钩组成,患者可自由取戴。它适应范围较广,绝大多数患者均可考虑,从缺失一颗牙到全口牙,即使两端邻牙不太坚固,也可安装。活动性假牙可取下来清洗,有利于口腔卫生。

(二) 目的

保持口腔清洁,防止口腔并发症,延长假牙使用寿命。

(三) 护理要求

1. 假牙拆下时,合理保存。
2. 定期检查一次假牙。

(四) 操作步骤

1. 向老人解释。
2. 摘取假牙。
3. 洗牙。
4. 将假牙浸泡于清洁冷开水中。
5. 洗手。

（五）操作流程

素质要求
↓
关门窗
↓
备齐用物（杯子、牙刷、牙膏；视情况准备口腔清洁用物）
↓
老人准备（核对，解释；助老人坐起；助老人张口）
↓
移床旁桌椅 → 移床旁桌，距床旁约20 cm，移椅
↓
取下假牙，助老人清洁口腔
↓
用牙刷沾牙膏刷洗假牙各面，流水冲洗
↓
轻轻装上假牙，暂时不用则将假牙浸于冷开水中保存
↓
安置老人于舒适体位
↓
整理用物

注意事项：

1. 假牙清洁后不能浸泡于热水或乙醇中保存，以免假牙老化变形。

2. 使用假牙应每半年或一年复查一次，以便发现问题，及早处理。

3. 护理员双手将活动性假牙平行放入口中，而不是将活动性假牙放入口中后咬着安放，不仅损伤原有牙齿也会损伤假牙。

备用物品：

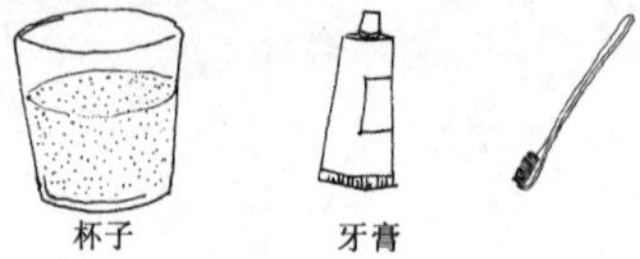

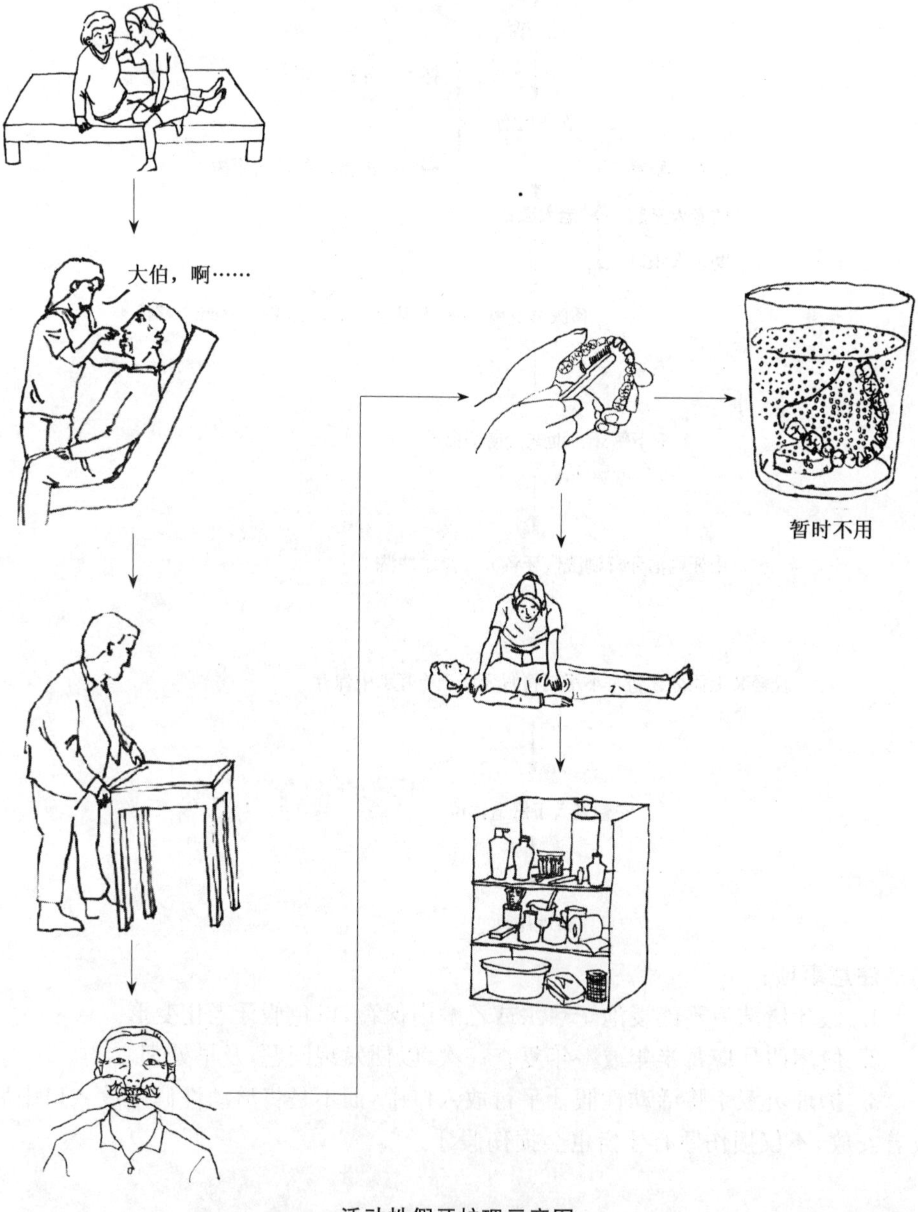

活动性假牙护理示意图

八、洗手
(Washing hands)

(一) 定义

洗手是为保持老人手部皮肤清洁舒适,促进皮肤排泄及血液循环的护理操作。

(二) 目的

清除手中汗渍、污渍,使老人手部保持清洁干燥。

(三) 护理要求

1. 老人手部僵直或麻痹时,将手放在水里充分温热后再一个一个地打开手指,要用热毛巾认真地擦洗指缝,再换热水清洗后用毛巾擦干。

2. 僵直或麻痹手指紧握在一起的老人,手心容易积汗液或污垢。照顾者可让老人手掌抓握小毛巾或纱布,手指缝加塞纱布或棉球,以预防手癣。

(四) 操作步骤

1. 将脸盆等用物携至老人床前。
2. 向老人说明操作内容,以取得其合作。
3. 老人取坐位或仰卧位。
4. 将温水注入脸盆,测水温,毛巾浸泡水中。
5. 老人侧卧位时,先洗上侧位的手。将其手泡在热水里,擦洗时由指尖向手腕部进行。洗手时可用少许肥皂轻轻擦洗,再换热水清洗后用毛巾擦干。

（五）操作流程

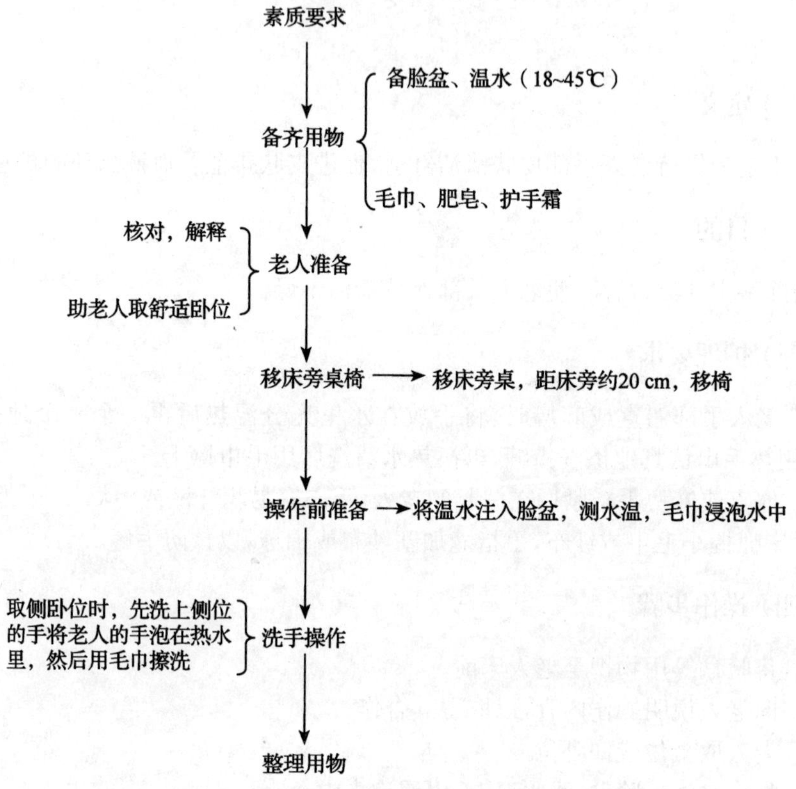
素质要求
备脸盆、温水（18~45℃）
备齐用物
毛巾、肥皂、护手霜
核对，解释
老人准备
助老人取舒适卧位
移床旁桌椅
移床旁桌，距床旁约20 cm，移椅
操作前准备
将温水注入脸盆，测水温，毛巾浸泡水中
取侧卧位时，先洗上侧位的手将老人的手泡在热水里，然后用毛巾擦洗
洗手操作
整理用物

备用物品：

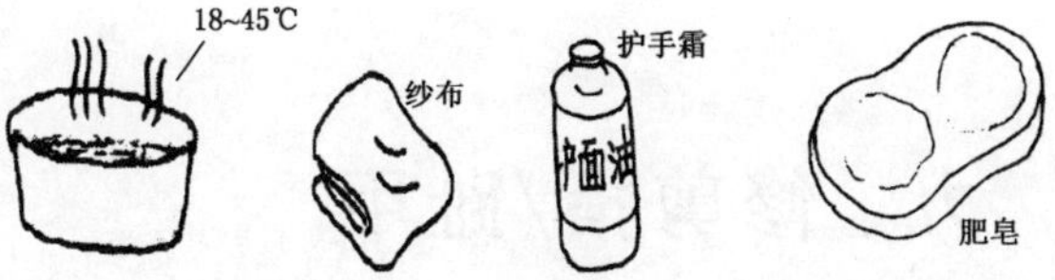

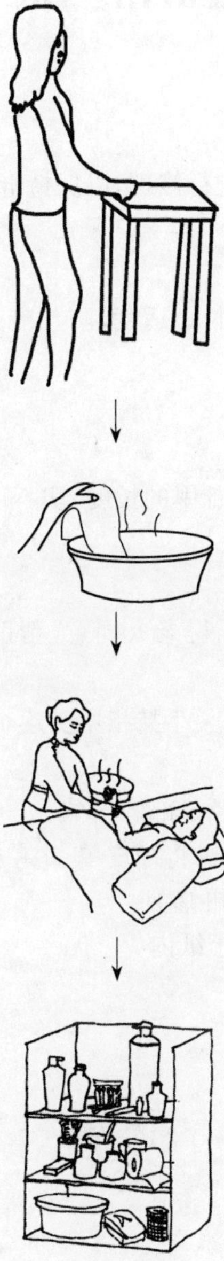

洗手示意图

九、修剪指/趾甲
(Manicuring the nails)

(一) 定义

将过长的指/趾甲剪短，并进行修理，以保持舒适与美观。

(二) 目的

修剪指/趾甲，可使指/趾甲长短适度，防止老人指/趾甲变形或因嵌甲而引起甲沟发炎等。

(三) 护理要求

修剪指/趾甲时，应注意指/趾甲的长度，切不可过短，过短容易造成嵌甲。

(四) 操作步骤

1. 携用物来到老人身边，征得老人同意，帮助老人露出手指，脱去鞋袜露出脚趾。
2. 一手握住手指或脚趾，另一手持指甲剪逐个修剪指/趾甲成弧形，剪毕后再用锉刀轻摩，使之平滑光亮。
3. 涂抹润肤油于老人手部及足部。
4. 若老人有灰指甲或有厚茧，将橡皮单、中单垫于老人手或足下，用肥皂液或淡食醋温水泡 2～3 分钟后擦干再修剪。
5. 收集剪下的指/趾甲，包于纸内。
6. 整理用物，操作结束。

（五）操作流程

素质要求

↓

备齐用物：指甲剪、热水、润肤品

↓

老人及环境准备：
- 光线充足，避免人多
- 向老人解释
- 评估老人指/趾甲是否过长
- 询问老人是否需要先行如厕

↓

温水浸泡老人手/脚：
- 约2~3分钟，使指/趾甲变软
- ↓
- 浸泡后，彻底抹干指/趾甲

↓

手指甲圆剪，脚趾甲平剪 ——→ 若指/趾甲变硬或有厚茧，用指甲锉略为锉滑甲边

↓

涂润肤用品

↓

清理用物并归还原处

备用物品：

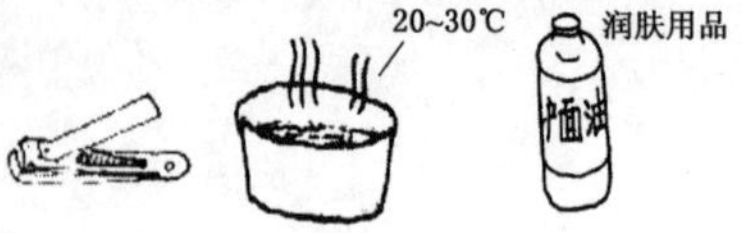

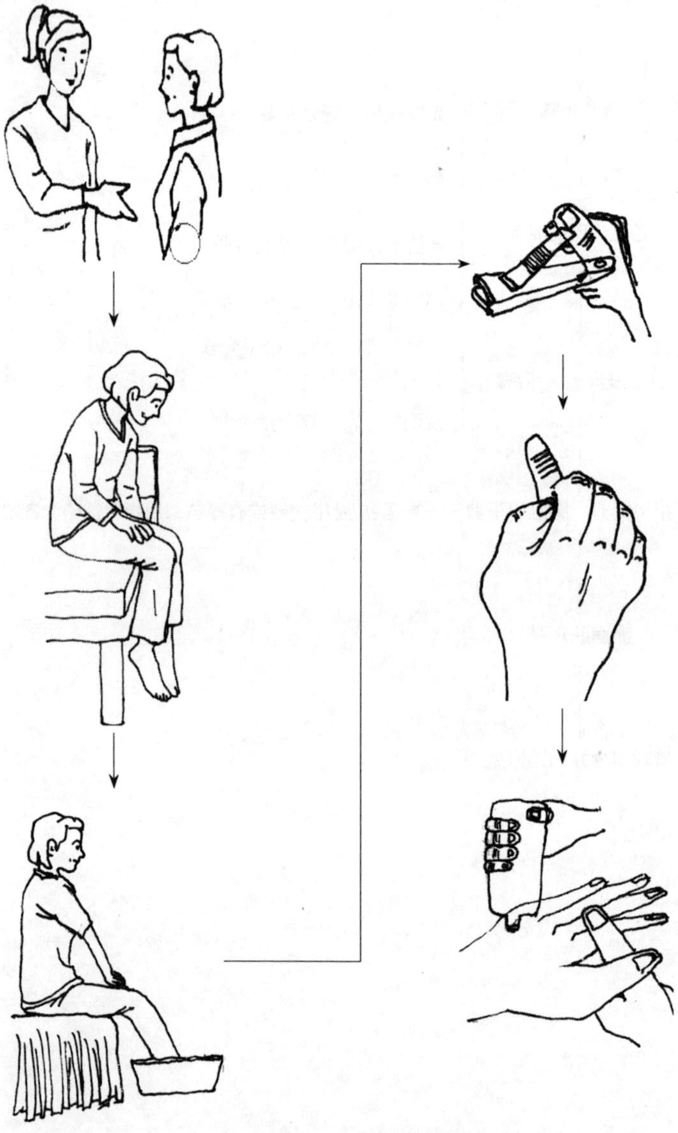

修剪指/趾甲示意图

十、洗脚
(Washing feet)

(一) 定义

指为保持卧床老人足部舒适,促进足部清洁及血液循环的护理操作。

(二) 目的

1. 改善足部的血液循环,使全身保持温暖。
2. 预防褥疮,放松身体,使老人易入睡。

(三) 护理要求

保持足部清洁、舒适,促进血液循环。

(四) 操作步骤

1. 携脸盆等用物至老人床前。
2. 向老人说明操作内容,以取得合作。
3. 老人取坐位或仰卧位。
4. 将温水注入脸盆,测水温,毛巾浸泡水中。
5. 取热水泡足(水温 39～40℃左右),护理员先测水温,洗前将老人的脚轻放入水中。
6. 擦洗时由脚尖向膝盖进行,用涂肥皂的毛巾认真擦洗脚背、脚趾、脚趾缝、脚心、足底,洗后用干毛巾仔细擦干,如有足癣可擦癣药。
7. 老人可坐起时,扶老人坐在床边洗,擦洗时,把毛巾的一部分卷在手指上,剩下的部分泡在水里,这样盆里的水不会溅出来。
8. 如觉水温低可再掺热水。掺热水时,要将老人双脚移出脚盆,再加热水。
9. 洗脚时,要注意老人脚趾的温度,观察皮肤颜色变化和有无溃疡、坏疽。洗脚后为防止脚部皮肤干燥可涂润肤油。

（五）操作流程

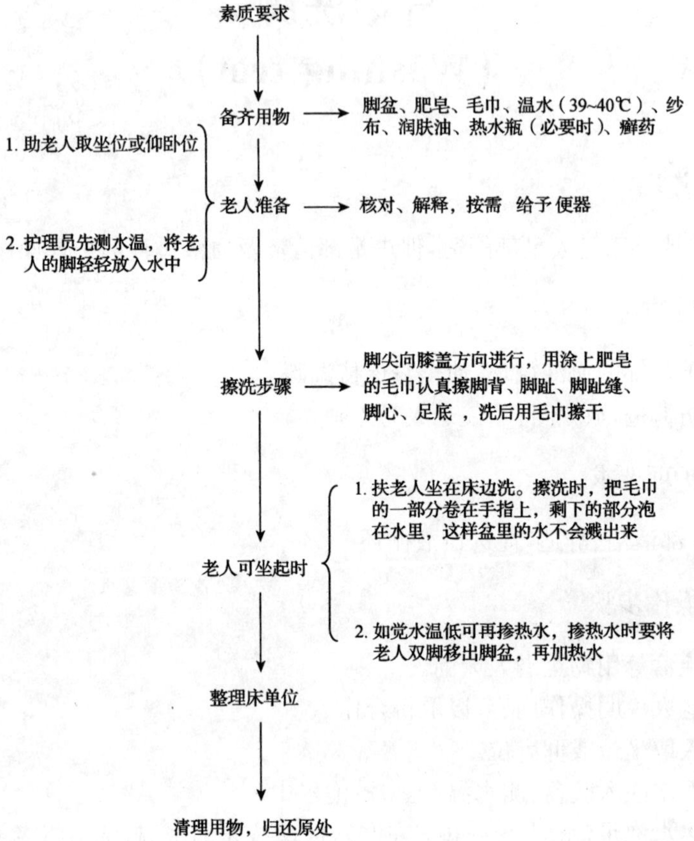

注意事项：

老人脚底和脚后跟粗糙部位应用浮石或海盐或锉刀来软化角质层，洗脚后为防止脚跟皮肤干燥可涂润肤油。

备用物品：

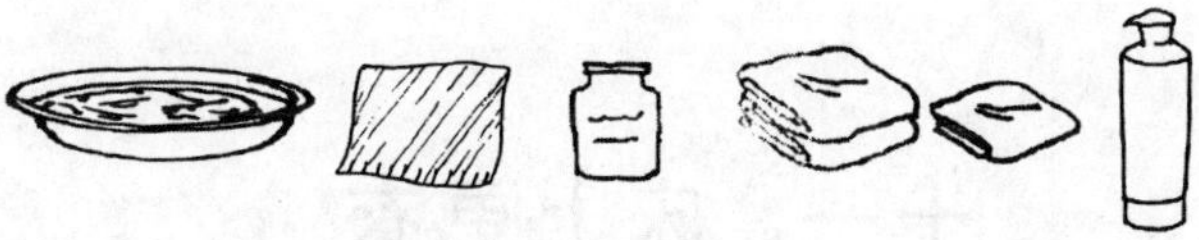

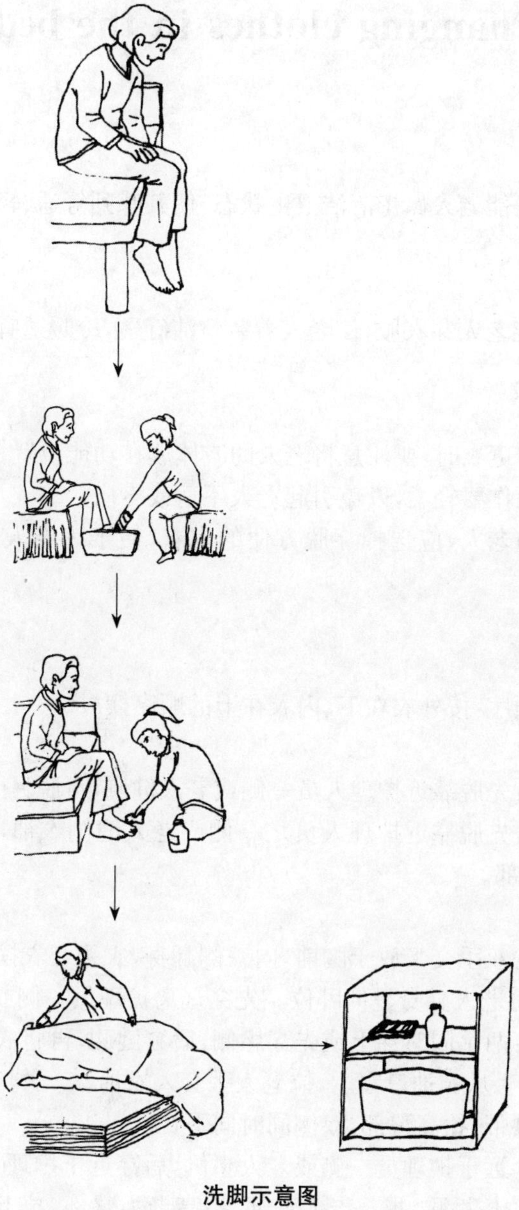

洗脚示意图

十一、床上更衣
(Changing clothes in the bed)

(一) 定义

指为使失智、失能老人保持清洁卫生状态，使其感到舒适、轻松的操作。

(二) 目的

帮助失智、失能老人穿衣服，使老人着装整洁舒适，冷暖适宜。

(三) 护理要求

1. 为卧床老人更衣时，要注意将老人的肢体放在功能位置。
2. 操作过程动作要轻柔，以免引起老人不适或疼痛。
3. 长期卧床的老人，应选择穿脱方便的内衣，便于为老人清洁擦洗，如圆领衣、开裆裤等。

(四) 操作步骤

1. 衣物摆放顺序：按外衣在下、内衣在上的顺序摆放。

2. 脱衣

(1) 开襟衣服：先脱靠近护理人员一侧或老人健侧，再脱另一侧或患侧。

(2) 套头衣服：先脱靠近护理人员之一侧或老人健侧衣袖，再脱另一侧衣袖，最后将衣服脱离颈部。

3. 穿上衣

(1) 开襟衣服：双手交叉放于胸前，向一侧翻身，衣领及衣摆在一侧，呈一字型放入老人腰际处，将老人翻身呈仰卧位。先穿远离护理员一侧或老人患侧。

(2) 套头衣服：两手同时穿上或先穿患侧，后穿健侧，再将衣服套上颈部，拉平衣服。或护理员的手从衣袖口穿入，拉老人手套入衣袖。

(3) 脱裤：松腰带，抬高臀部，双侧同时向下拉。

(4) 穿裤：先穿远于护理员一侧或老人患侧，后穿近于护理员一侧或健侧裤管("S"型穿裤法)。拉住裤腰，提至老人臀部，抬高老人臀部、拉上，系好腰带或拉上拉链。

（五）操作流程

素质要求
↓
备齐用物 → 备清洁衣裤（将清洁衣裤按顺序放在椅子上）
↓
老人准备 → 核对、解释
↓
移床旁桌椅
↓
脱 上 衣 → 松开床尾盖被，解开衣扣，一手托住老人头、颈部，一手脱衣，把老人仰卧平放，然后拉出衣袖（污衣放在身下）

脱衣顺序：领口 → 肩 → 背 → 上肢 → 肘下

↓
穿 上 衣
1. 双手交叉在胸前。向一侧翻身，将衣摆在一侧，呈一字放入老人腰际处，翻身呈仰卧位，先穿袖口，双手穿好后向上拉衣及衣领或护理员的手从衣袖口穿入拉老人的手套入衣袖。
2. 再拉出污衣。

↓
脱 裤 → 松腰带，双侧裤同时向下拉
↓
穿 裤 → 一只一只裤脚穿，拉至腘窝，双手一起向上拉裤腰，系腰带
↓
整理用物 → 污衣拿出去清洗

备用物品：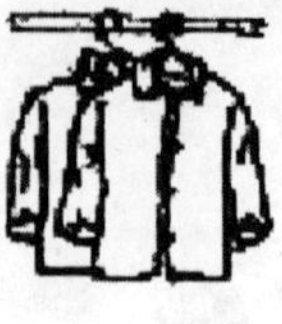

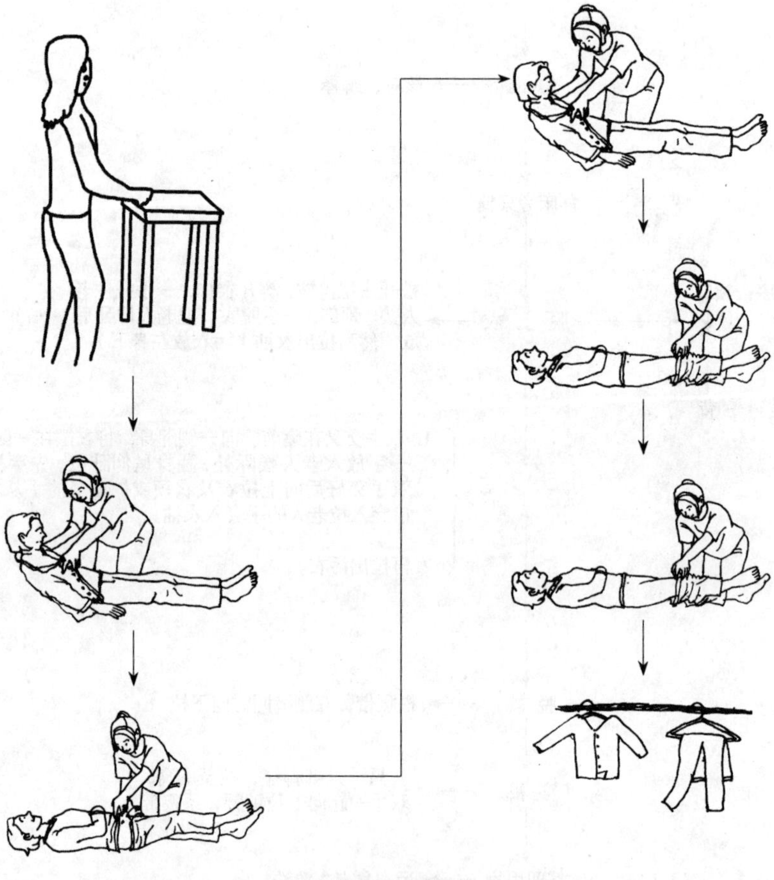

床上更衣示意图

十二、床上洗头
(Washing hair in the bed)

(一) 定义

床上洗头是保持长期卧床老人的头发干净并使其感到舒适的一种护理操作。

(二) 目的

1. 为长期卧床老人洗发,除去头皮污秽和头屑。
2. 增加头皮血液循环,使老人清洁、舒适、整齐。
3. 可预防头虱及头皮感染。

(三) 护理要求

1. 洗发温度为40～45℃,先用少许热水于老人头部试温,询问老人感觉,以确定水温。

2. 用指尖揉搓头发和头皮,揉搓力量适中,揉搓方向由发迹向头顶部,协助老人躺卧舒适。

3. 护理员可根据实际条件为老人洗头。洗头应以老人安全、舒适为原则。

4. 洗头过程中,要随时观察老人,如面色、脉搏、呼吸有异常时,应停止操作,衰弱老人不宜洗发。

(四) 操作步骤

1. 将用物备齐携至老人床旁,向老人做好解释,以取得合作。
2. 根据季节酌情关门窗,室温以 24℃为宜。
3. 移开床旁桌椅,根据需要协助排便。
4. 将枕头置于肩下并在枕头上放小橡皮单和浴巾,在颈下放脸盆及扣杯使老人头部枕于脸盆及扣杯上。
5. 解开衣领,颈部围毛巾,用别针或夹子固定。两耳用棉球塞住,双眼用纱布遮盖。
6. 护理员松开头发用温水冲洗头发后涂洗发液,用双手按顺序揉搓洗净头发,然后用清水冲洗干净。
7. 取下棉球及纱布,撤去脸盆扣杯,将枕、橡皮单和大毛巾移至老人头下。
8. 用中毛巾包头。用洗脸毛巾洗脸和颈部。擦干头发,用吹风机吹干头发并梳理好，协助老人取舒适卧位。

（五）操作流程

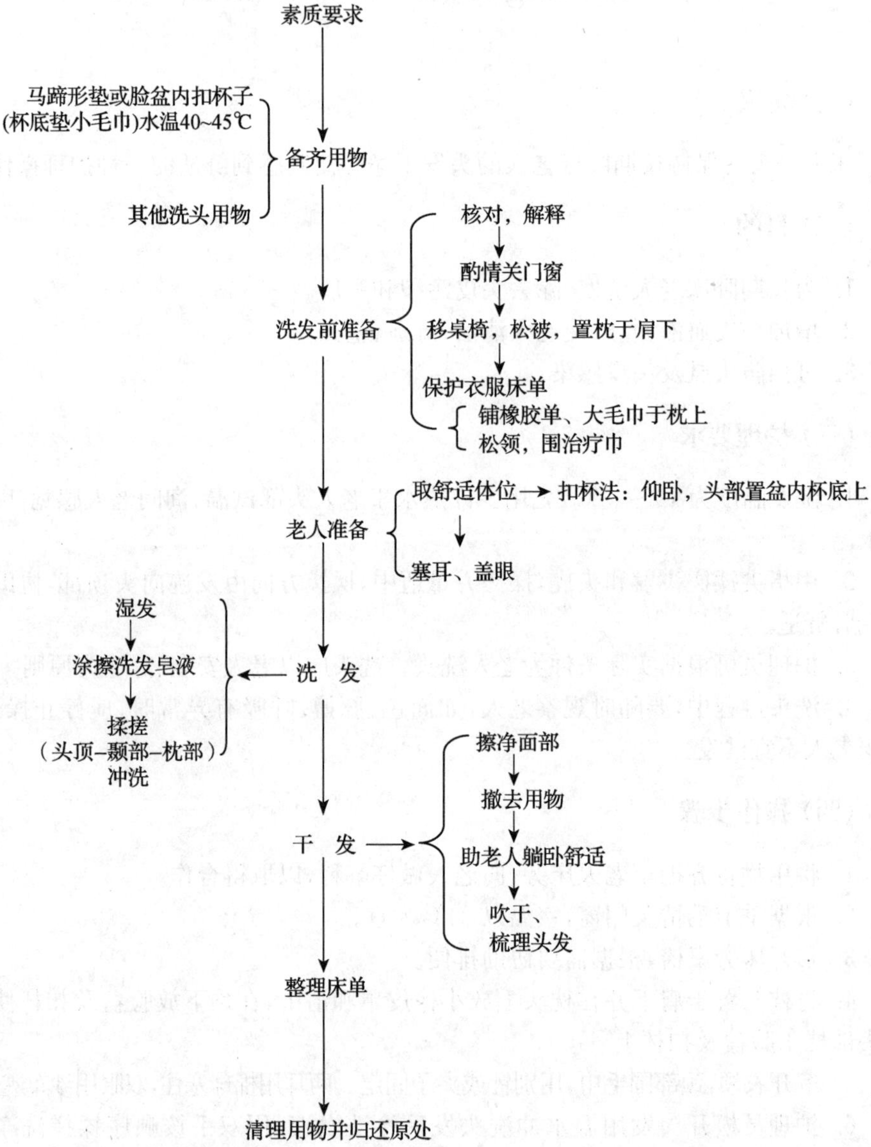

备用物品：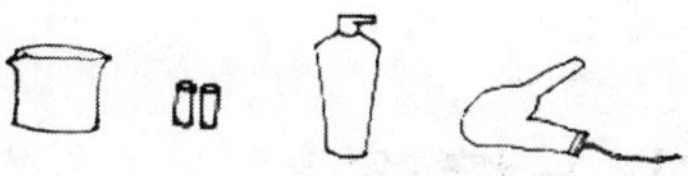

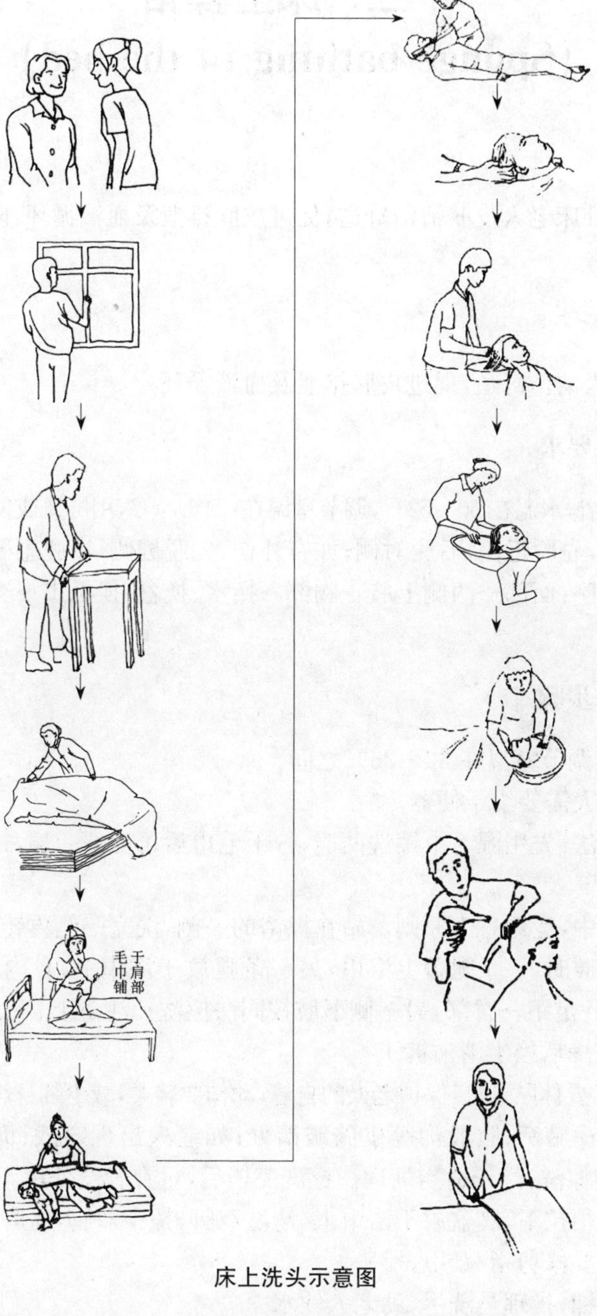

床上洗头示意图

十三、床上擦浴
(Sponge bathing in the bed)

(一) 定义

指为保持卧床老人皮肤清洁舒适，促进皮肤排泄及血液循环，防止老人发生褥疮的护理操作。

(二) 目的

使卧床老人清洁舒适，促进皮肤排泄及血液循环。

(三) 护理要求

1. 床上擦浴，水温在 50～52℃，调节室温在(24±2)℃，用屏风或拉床帘遮挡老人。
2. 脱衣时，先脱近侧，后脱对侧；如有外伤，先脱健侧，后脱患侧。
3. 擦洗顺序：面部→两侧上肢→胸部→换水、换盆、换毛巾→会阴→下肢→足浴→换裤子。

(四) 操作步骤

关闭门窗，调节室温在 22～26℃之间。

1. 根据老人需要给予便器。
2. 擦洗方法：先用湿毛巾擦洗两遍，拧干毛巾后再擦洗一遍，最后大毛巾边按摩边擦干。
3. 在操作中，运用省力原则。站在擦浴的一侧，洗完一侧再转至另一侧。
4. 擦洗下肢时，一条腿盖上浴巾，另一条腿放于浴巾上，自内踝→腹股沟，外踝→臀部外侧→足跟→臀部，另一侧下肢按同法擦洗。注意上、下、前、后各个面均要擦洗，擦洗完毕后换上清洁裤子。
5. 操作时，要体贴老人，保护老人的自尊，动作要轻柔，减少翻身，防止老人受凉。
6. 注意擦净腋窝、腹股沟等皮肤皱褶处；如老人出现寒战、面色苍白等情况时，应立即停止擦洗，给予适当处理。擦洗完毕后，可在骨突处用 50%乙醇按摩。
7. 将浴巾稍拉下，脚盆放于浴巾上，清洗双脚，擦干双脚，撤脚盆及浴巾。
8. 根据需要修剪指/趾甲、梳头。
9. 整理床铺，护理员洗手，助老人饮水。

(五) 操作流程

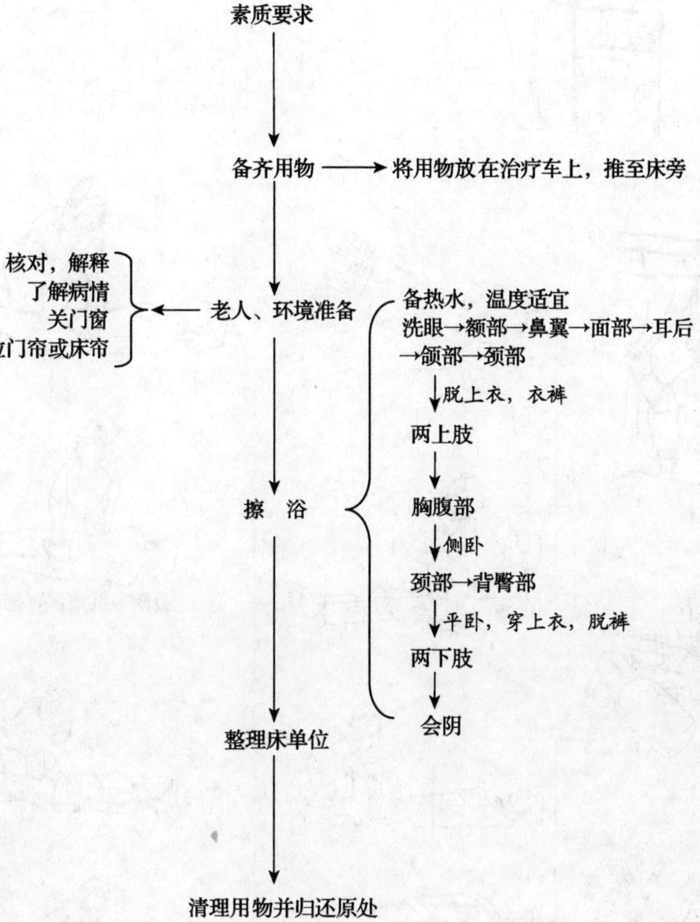

注意事项：

1. 在擦洗部位下面铺大毛巾，先用涂肥皂的湿毛巾擦洗，再用湿毛巾擦净肥皂，拧干毛巾后再擦，最后用大毛巾擦干。
2. 洗眼时由内眦向外眦擦拭。
3. 脱衣：先脱近侧，后脱对侧；先脱健肢，后脱患肢。
4. 穿衣：先穿对侧，后穿近侧；先穿患肢，后穿健肢。
5. 骨突部位擦洗后用 50%乙醇按摩。
6. 根据情况更换清水，必要时换床单、梳头、剪指甲/趾甲。

备用物品：

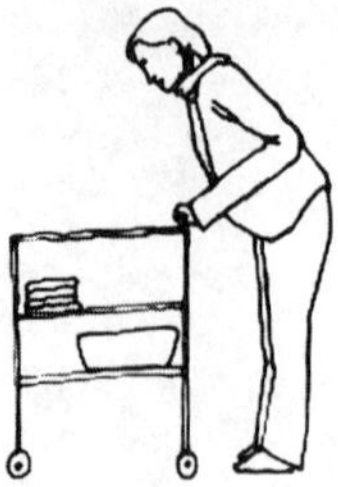

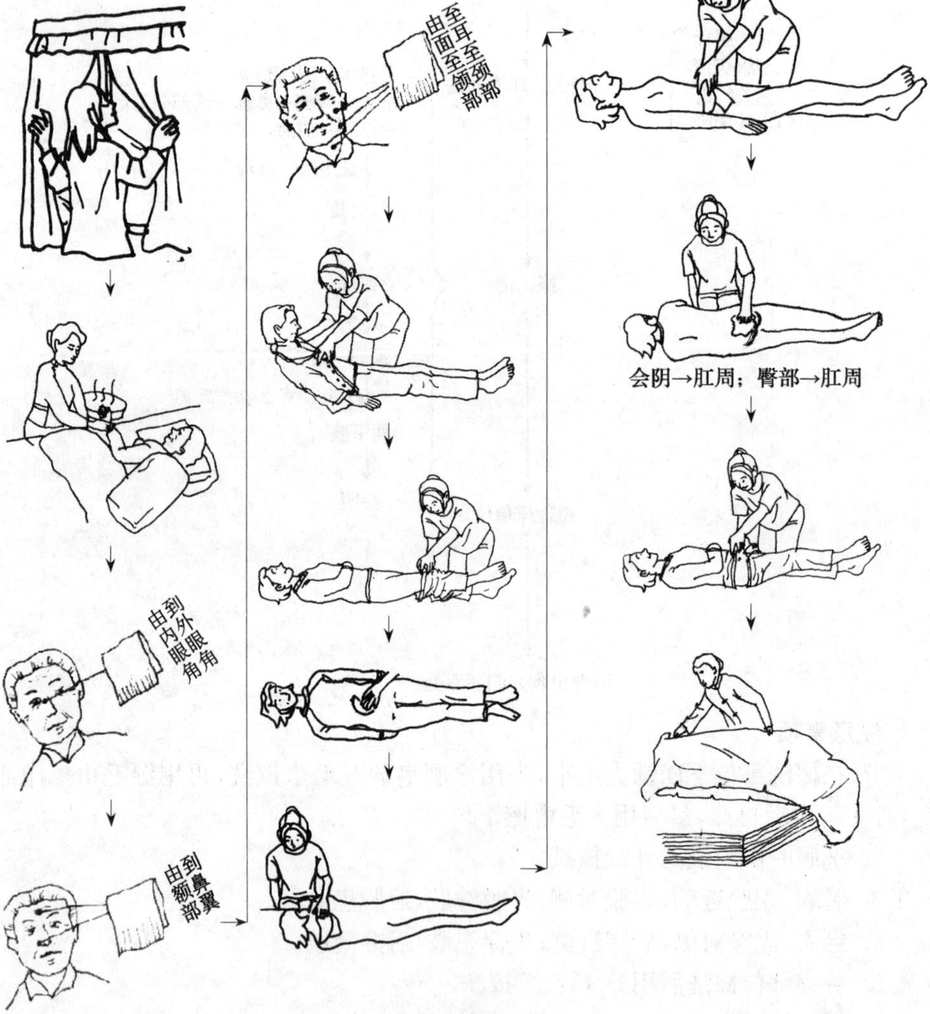

床上擦浴示意图

十四、沐浴
(Bathing in a tub or showering)

(一) 定义

沐浴即洗澡。盆浴是一种洗澡方式,在澡盆中放入水,人泡在水里擦洗;淋浴也是一种洗澡的方式,让水从上面喷洒下来冲洗。

(二) 目的

协助失智、失能老人进行沐浴,促进老人舒适,并预防并发症。

(三) 护理要求

1. 沐浴时随时注意水温,调节在40℃左右(温度计测量温度)。
2. 沐浴时间不宜过长,沐浴时随时询问和观察老人的反应,若有不适则立即停止。
3. 沐浴中根据情况或老人合理的要求调整操作方法。
4. 沐浴时注意老人的安全和舒适。

(四) 操作步骤

1. 盆浴:脱去衣裤,扶老人进入浴盆坐稳(需要时将老人抱入),嘱老人手握扶手。先为老人洗头(嘱咐老人紧闭双眼,以防进水),分别用浴液和清水洗净面部、耳后及颈部,再洗两侧上肢、胸部、腹部、背臀部,接着洗双腿、会阴、双脚。洗净后扶助老人站起,用毛巾擦干皮肤。换好老人的衣裤,带领(失能老人用轮椅)老人回到床上,梳理头发,整理床被,协助老人盖被休息(需要时修剪指甲),整理清洗用物。开窗通风,洗手。

2. 淋浴:调节喷头水温在40℃左右,扶好老人进入或坐在洗浴椅上,沐浴顺序和盆浴相同,洗净后扶助老人站起,用毛巾擦干皮肤。帮助老人换好衣服,带领(失能者用轮椅)老人回到床上或床边。梳理头发,整理床被,协助老人盖被休息(需要时修剪指甲),整理清洗用物。开窗通风,洗手。

（五）操作流程

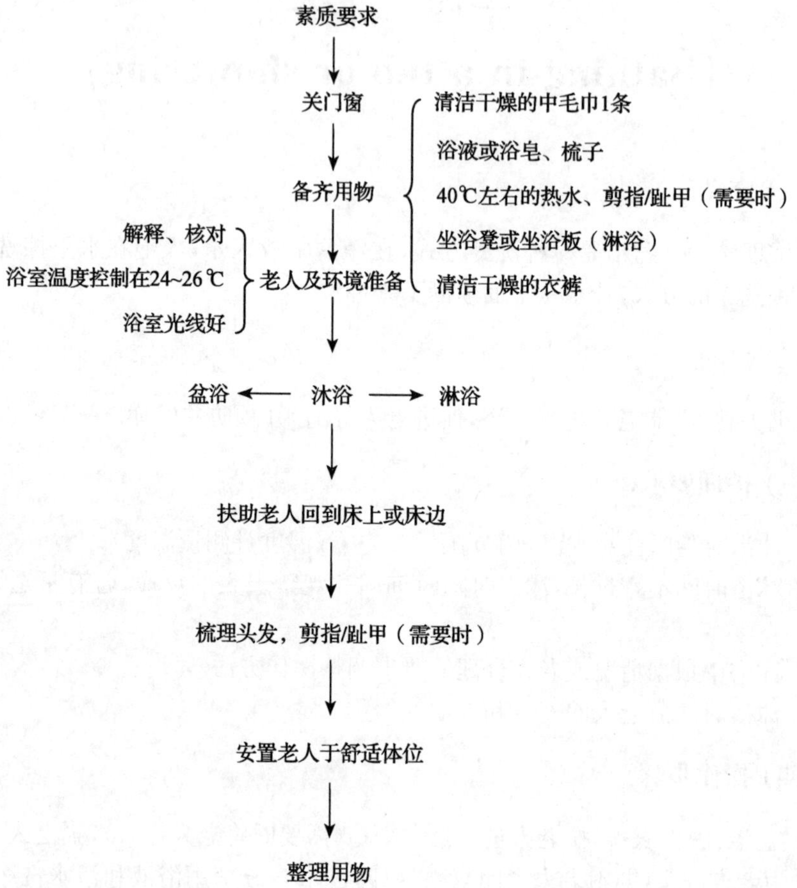

注意事项：

1. 沐浴时水温不可过热，在40℃左右，调节水温，先放冷水再放热水，热水要逐渐加入，盆浴的水量不可超过1/2，老人淋浴结束时，应辅助老人先离开水龙头再关闭之，以免导致烫伤。

2. 注意老人的保暖，避免受凉。

3. 沐浴时，浴盆以及地面应该设置防滑垫，操作动作宜轻柔以免发生扭伤。

备用物品：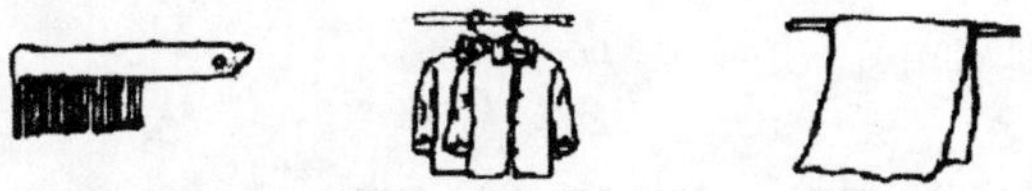

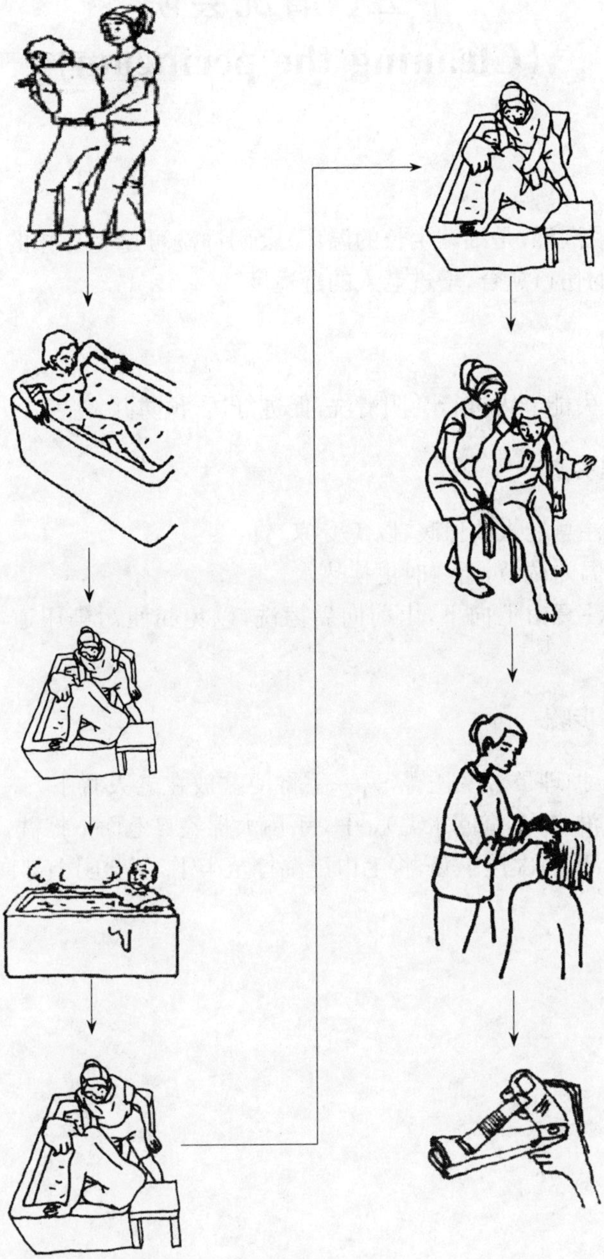

盆浴示意图

十五、清洗会阴
(Cleaning the perineum)

(一) 定义

会阴部温暖潮湿，是细菌生长的温床；会阴冲洗可避免异味的产生，预防感染及促进会阴部的伤口愈合，增进老人的舒适度。

(二) 目的

协助失智、失能老人进行会阴清洗，促进舒适，预防并发症。

(三) 护理要求

1. 操作时注意老人的保暖，以免受凉。
2. 注意水温的调节，需要时更换热水。
3. 清洗时注意由上向下，由前向后擦洗，以免粪便污染尿道，造成泌尿系统感染。

(四) 操作步骤

1. 冲洗法：护理员一手托臀，另一手将便盆放在老人臀下。一手持水壶将温水从上淋下(先淋少许，询问水温)，另一手用大棉签自上而下擦洗，擦干。

2. 擦拭法：戴一次性手套，将毛巾浸湿拧至半干，从会阴上部向下至肛门擦洗干净。

（五）操作流程

素质要求

↓

关门窗

↓

备齐用物：
- 清洁的尿布、尿垫
- 热水、大杯水（水壶）、水盆
- 卫生纸、手套、便盆、橡胶单

↓

移床旁桌椅 → 移床旁桌，距床旁约20 cm，移椅

↓

老人准备：
- 核对，解释
- 臀下垫橡胶单
- 助老人脱裤，暴露会阴部

↓

擦洗或冲洗会阴
- → 冲洗法：护理员一手托臀，另一手将便盆放在老人臀下。一手持水壶将温水从上淋下(先淋少许，询问水温)另一手用大棉签自上而下擦洗，擦干
- → 擦拭法：带一次性手套，将毛巾拧至半干，从会阴上部向下至肛门擦洗干净

↓

撤去便盆、橡胶单、尿布并更换内裤

↓

整理衣被

↓

安置老人于舒适体位

↓

整理用物

注意事项：

1. 操作时注意老人的保暖，以免受凉。
2. 注意水温的调节，需要时更换热水。
3. 清洁由上而下，由前向后擦洗，以免粪便污染尿道，造成泌尿系统感染。

备用物品：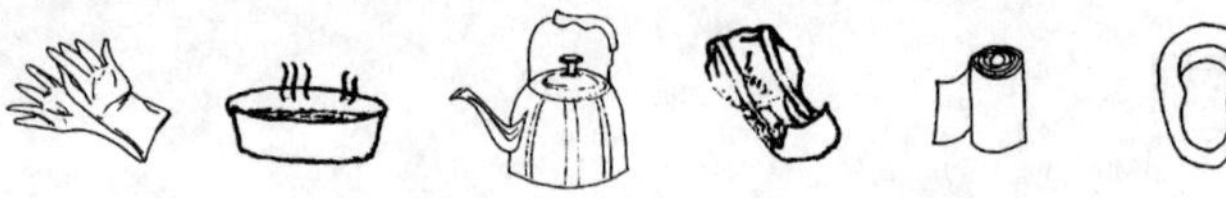

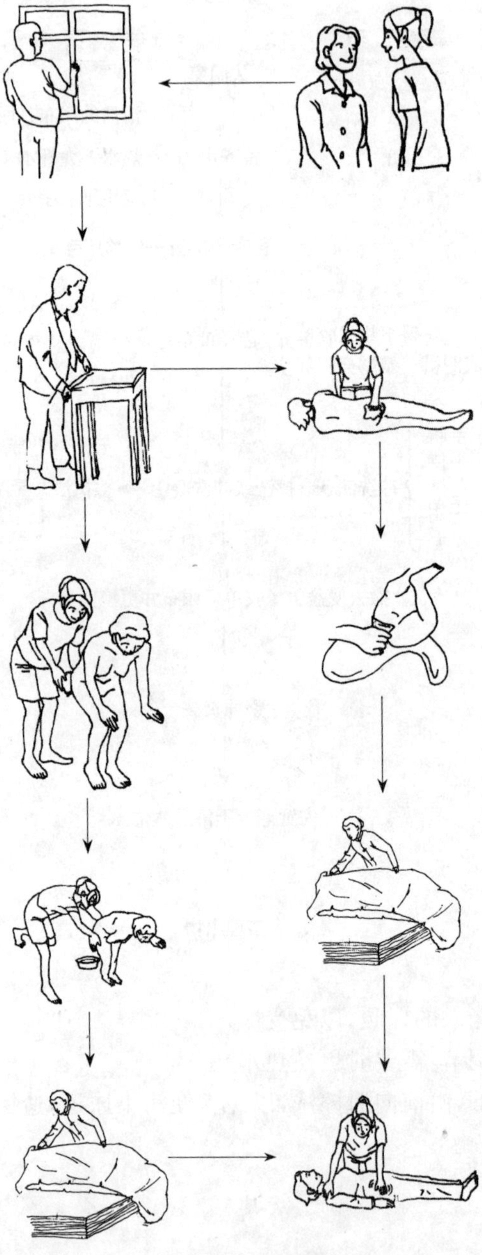

清洗会阴示意图

十六、褥疮预防护理
(Bedsore preventioncare)

(一) 定义

褥疮是因局部组织长期受压,血液循环障碍,不能供给皮肤和皮下组织所需的营养,而导致局部组织缺血、坏死、溃烂。褥疮预防护理是防止褥疮的发生,让老人舒适的护理操作。

(二) 目的

通过勤翻身、勤擦洗、勤按摩、勤整理、勤更换保持老人舒适,预防褥疮的发生。

(三) 护理要求

1. 床铺保持清洁、干燥、平整;对大小便失禁的老人应及时更换干净衣裤。
2. 用温水擦背或用热毛巾进行局部按摩。

(四) 操作步骤

1. 避免局部长期受压:对长期卧床、年老体弱、瘫痪、不能自行翻身的老人,每2小时翻身一次。
2. 避免潮湿、摩擦和排泄物的刺激;床铺保持清洁、干燥、平整;对大小便失禁的老人应及时更换干净衣裤。
3. 增加营养的摄入:予高蛋白、高维生素、高热量饮食。
4. 发现皮肤发红,及时通知医护人员,并做好褥疮的护理工作。
5. 手法按摩:双手大小鱼际沾50%乙醇少许,作向心按摩或用拇指指腹以环状动作向外按摩,每次3~5分钟,反复多次。

顺序:

(1) 臀上方→沿脊柱旁向上按摩→肩部→转向下至腰部(向上用小鱼际,向下用大鱼际)2遍。

(2) 骶尾部用手掌(鱼际间)按摩3分钟。

(3) 骶尾部开始→沿脊柱旁按摩至第7颈椎处。用拇指指腹按摩2遍,用滑石粉在背部涂匀。

（五）操作流程

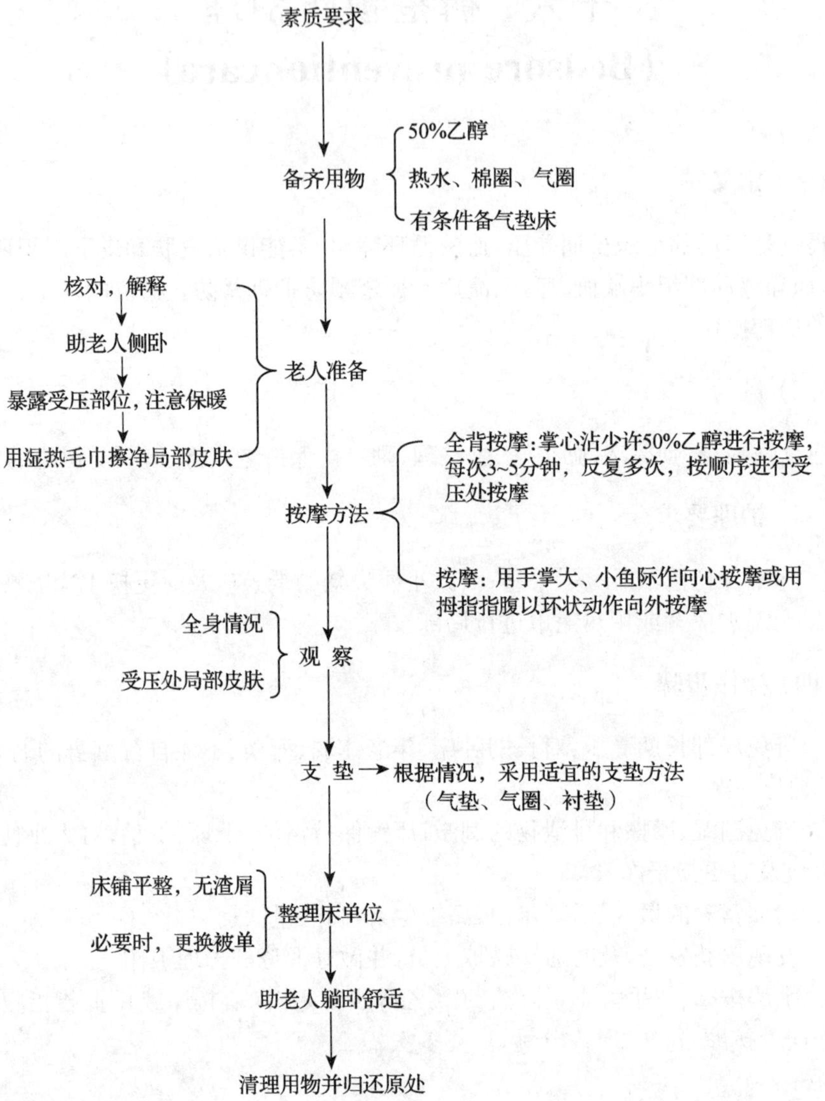

注意事项：

全背按摩顺序：臀上方→沿脊柱旁向上按摩→肩部→转向下至腰部，骶尾部开始沿脊柱按摩至第 7 颈椎处。

备用物品:

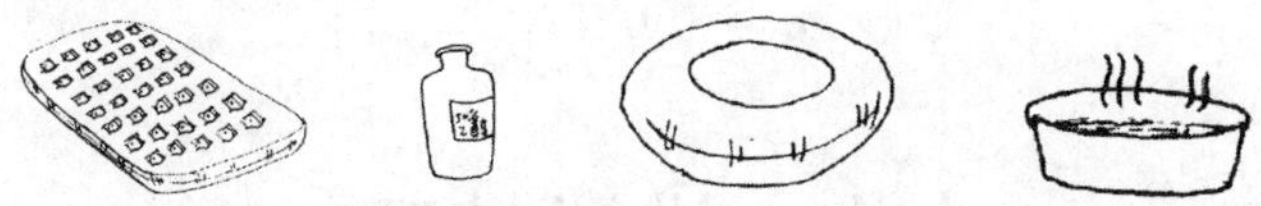

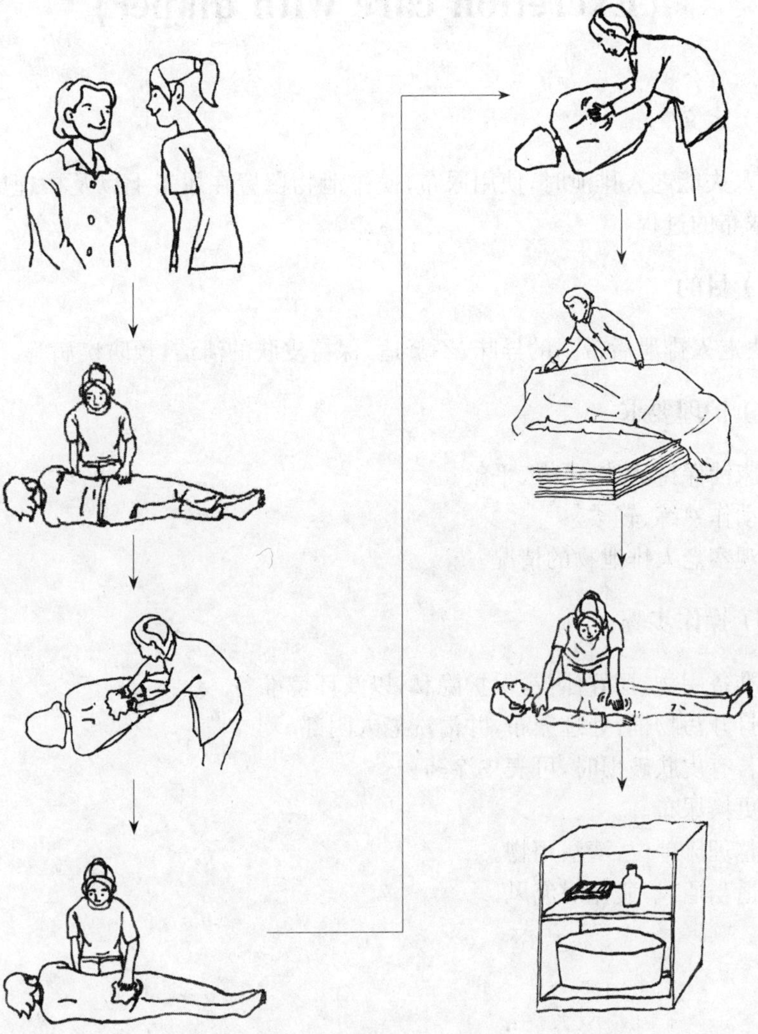

褥疮预防护理示意图

十七、排泄护理
(Excretion care with diaper)

(一) 定义

失智、失能老人排泄时,使用尿布,使排泄物留置在尿布上以及护理员清理排泄物和尿布的过程。

(二) 目的

解决老人排泄后带来的异味、不舒适,保持皮肤的清洁,预防疾病等。

(三) 护理要求

1. 床铺保持清洁、干燥、平整。
2. 动作熟练、轻柔。
3. 观察老人排泄物的情况。

(四) 操作步骤

1. 准备用物,摆好体位,保护隐私,以及环境准备。
2. 打开污物桶,处理尿布,并清洗老人阴部。
3. 若有皮肤破损时,可表皮涂药。
4. 更换尿布。
5. 整理床单位,清洁用物。
6. 适当通风,避免对流风。

（五）操作流程

素质要求

↓

备齐用物 → 尿布2块、污物桶、温水(40 ℃左右)、手纸、毛巾、5%鞣酸软膏、红霉素软膏

↓

环境准备
老人准备 → 解释，酌情关门、窗，拉上床帘

↓

松开床尾盖被

↓

污尿布处理
- 1. 确认是否还有残尿、残便。更换前擦洗
- 2. 擦拭手法：会阴部→肛周；臀部→肛周
- 小便：解开老人会阴部尿布，轻压腹部，擦洗时协助老人侧卧位，卷污染尿垫塞于老人臀部
- 大便：轻压腹部，协助老人侧卧位，用手纸擦净老人臀部。将污染尿垫干净处对折，平塞老人臀下，用温水拭擦干净同侧臀部

↓

涂　药 → 局部涂5%鞣酸软膏或红霉素软膏，严重时可局部红外线照射

↓

更换尿布 → 清洁尿垫（一块）中线与床中线对齐平铺臀下，助老人侧卧于铺好的一侧。置污染尿垫于污物桶内，盖污物桶。同上法铺好对侧尿垫，垫会阴部尿布（一块），助老人舒适位
- 更换尿布时，观察老人皮肤情况
- 注意尿布要平整无皱折，防止褥疮

↓

整理床单位

↓

清理用物

↓

环境清洁 → 开门、窗；适当通风，避免对流风

备用物品：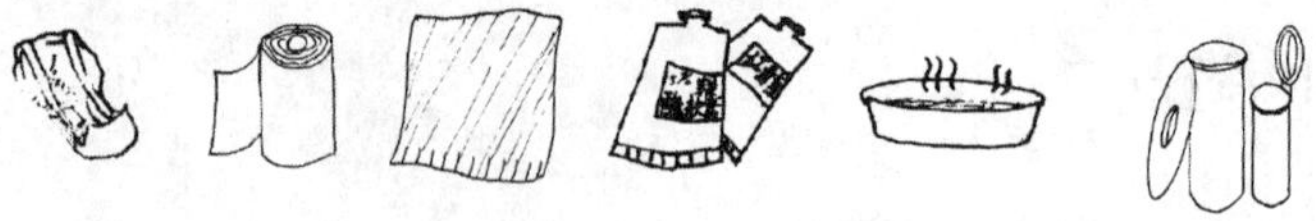

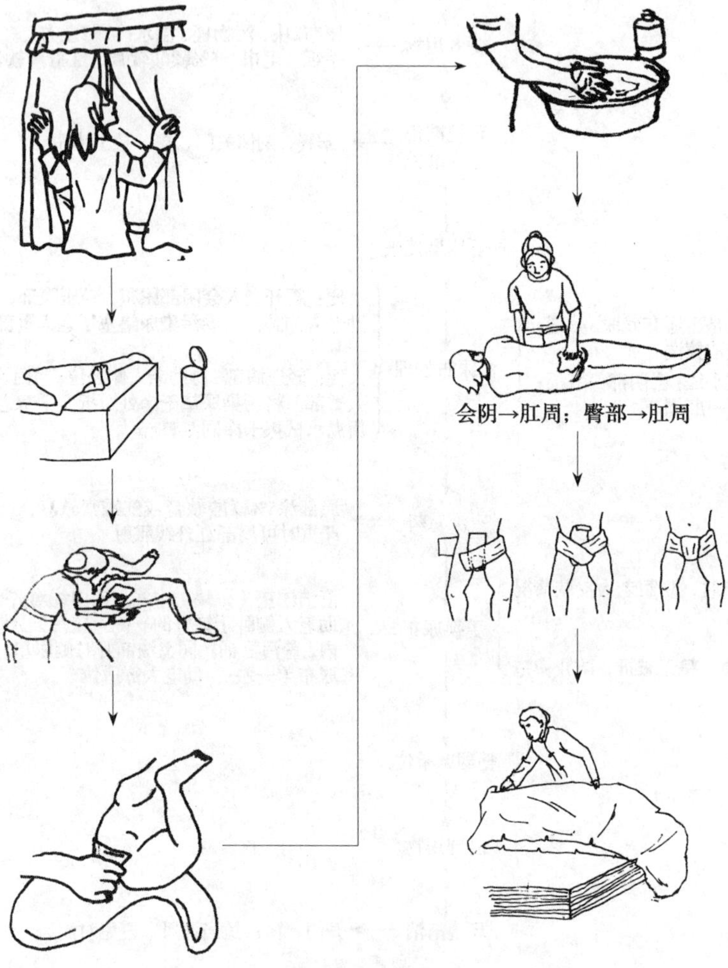

排泄护理示意图

十八、饮食照料
(Diet care)

A、鼻饲管喂食

(一) 定义

老人不能进食时,用特制的管子通过鼻腔插入胃内,把流质食物或药液从管子里灌入。

(二) 目的

帮助不能进食老人摄取营养。

(三) 护理要求

1. 操作前帮助老人选取正确的饮食体位。

2. 喂食量每次不可超过 200 毫升(约一中碗),每日 4~5 次,两次之间应加喂水,剩余的流食不可留到下次使用。

3. 喂食时,注入的速度应该缓慢,以免引起老人不适。

4. 喂食的用物应保持清洁,以防消化道感染。

5. 喂食时,若发现老人有异常情况,立即停止喂食,并通知养老机构相关负责人。

6. 喂食后,清洗注食器。

(四) 操作步骤

1. 喂食前,必须将老人的头胸部抬高,若一定要躺着喂时,必须把老人的脸转向一侧,喂食后保持其体位 30~60 分钟,再恢复原体位。

2. 喂食时,应将干毛巾围在老人的胸前,打开胃管前端开口,用注射器抽吸胃液以确定胃管是否在胃内,确定后向胃管内注入 20 毫升左右的温开水再注入流食,结束后再注入温开水 20 毫升左右。

3. 喂食后,取下注食器,将胃管末端反折后用清洁的纱布包裹,夹闭。取下老人胸前的干毛巾,擦净面颊部,嘱老人安静休息 30~60 分钟后,再恢复平卧位。

B、普通喂食

(一) 定义

护理员为失智、失能老人提供营养摄入的照护服务，喂老人进食。

(二) 目的

护理员帮助能进食但不能自主进食的老人摄取营养。

(三) 护理要求

1. 喂食前，帮助老人选取正确的饮食体位。
2. 喂食时，速度应该缓慢，以免引起老人不适。
3. 喂食时，若发现老人有异常情况，立即停止喂食，并通知养老机构相关负责人。
4. 喂食的用物应保持清洁，以防消化道感染。

(四) 操作步骤

1. 喂食前必须将老人的头胸部抬高，若一定要躺着喂时，必须把老人的脸转向一侧，喂食后保持其体位 30～60 分钟，再恢复原体位。
2. 喂食前，要先测量食物的温度(可用手感知碗的温度或自备用餐器具，先尝试食物)先喂适量的开水以湿润口腔，再喂小口的固体食物，固态和液态应交替喂。偏瘫者将食物放在口腔健侧。
3. 喂食后取下老人胸前的干毛巾，擦净面颊部，嘱老人安静休息 30～60 分钟后，再恢复平卧位。

（五）操作流程

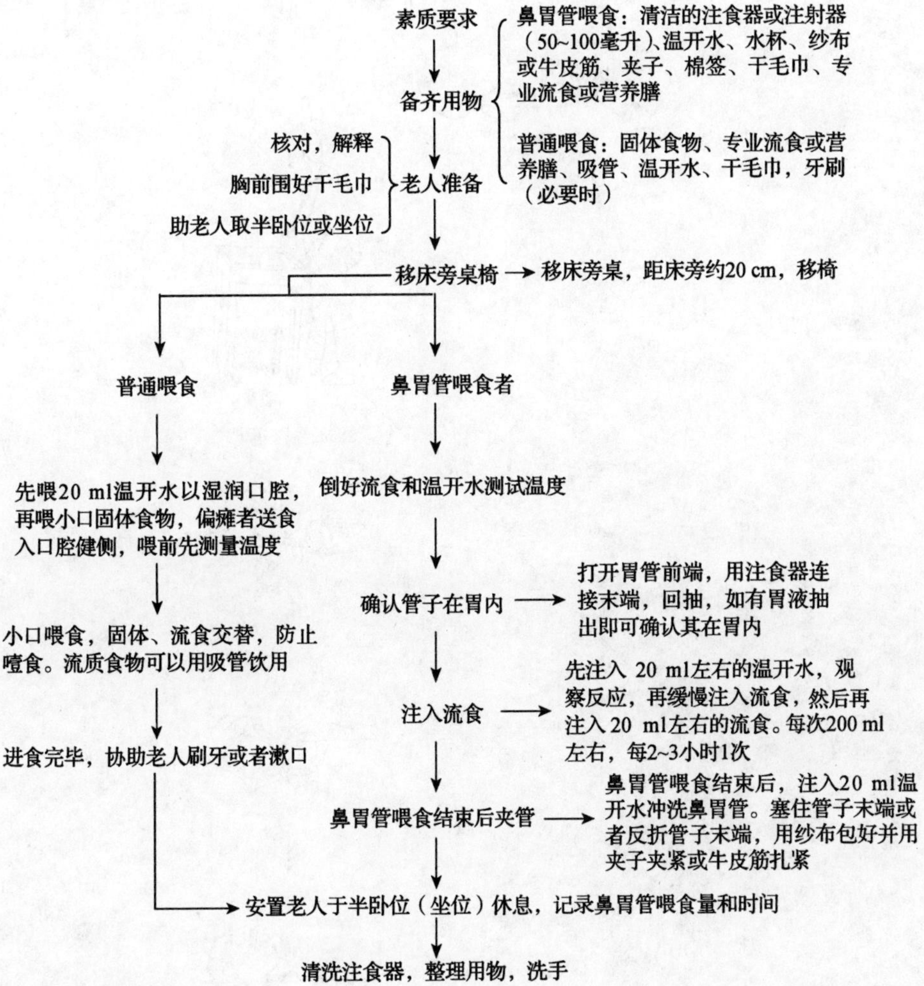

注意事项：

1. 护理员要坐在老人旁边喂食。
2. 从下方送入口中。

备用物品：

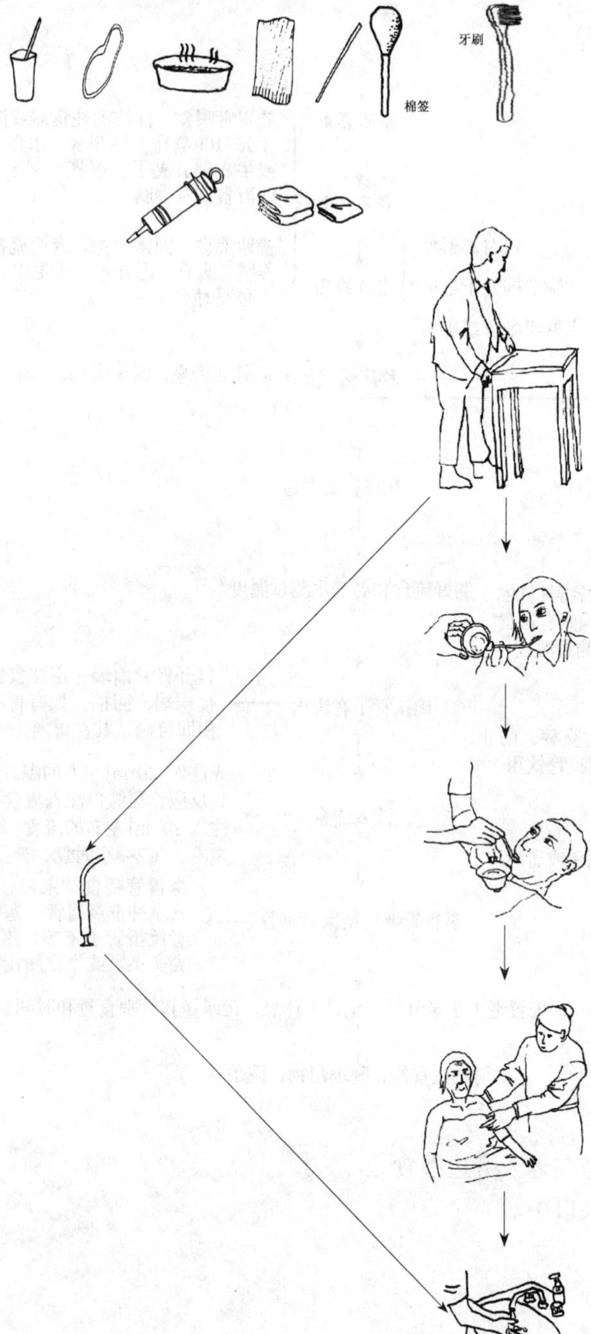

饮食照料示意图

十九、使用热水袋
(Using hot-water bag)

(一) 定义

老人由于末梢血液循环较差,容易因环境温度的降低而不能保持体温的相对恒定,热水袋的使用是针对上述问题的护理操作。

(二) 目的

1. 老人保暖,使老人感到温暖舒适。
2. 解除疼痛,促进炎症的消散。

(三) 护理要求

1. 检查热水袋有无破损及塞子是否合适。
2. 温度在50℃~70℃以内,并多包一块大毛巾,使热水袋不直接接触老人的皮肤。
3. 腹部疼痛未明确诊断前不宜用热水袋热敷,以防延误治疗。
4. 使用热水袋必须经常观察老人的皮肤颜色。发现皮肤潮红应立即停止使用,并在局部涂凡士林以保护皮肤。
5. 对长期使用热水袋的老人,要及时更换,保持热水袋的温度。

(四) 操作步骤

1. 将用物带至老人床旁。
2. 做好核对工作,并向老人或家属做好解释工作。
3. 向老人说明注意事项。
4. 将热水袋放在老人所需的部位,谨防烫伤。
5. 放置时袋口朝向身体外侧,以防漏水时造成烫伤。
6. 注意使用的时间,一般30分钟左右,必要时再持续使用。
7. 长期使用须保持水温,约2小时左右更换热水。
8. 随时观察使用效果及反应,如皮肤出现发红、水泡等须立即停用。
9. 热水袋用完时,排空袋内空气,挂在通风处晾干,吹气后旋紧塞子,以备再用。

（五）操作流程

素质要求

↓

备齐用物 → 将备齐用物携至老人床前，如热水袋、套、热水、水温计等

↓

老人准备 → 核对、解释、观察体温

↓

灌热水袋 →
1. 平放，去塞，左手执热水袋口边缘
2. 灌入热水1/2~2/3满
3. 排气，拧紧塞子抹干，检查无漏水，装入套内
4. 备热水温度：60~70 ℃，调节水温，特殊老人 < 50 ℃

↓

放置部位 → 放所需部位。大毛巾包裹（必要时），勿压体下

↓

观 察 → 观察皮肤颜色，防止烫伤，保持一定温度，床边交班，记录；发生烫伤及时处理

↓

清理用物归还原处 → 热水袋倒挂晾干

备用物品：

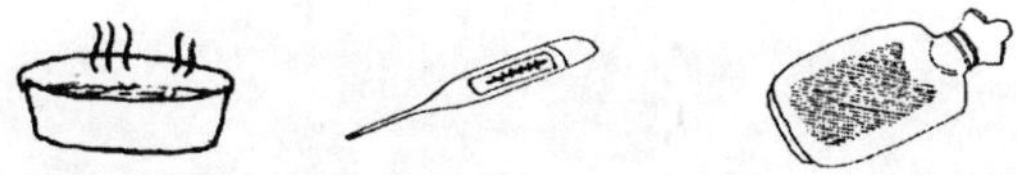

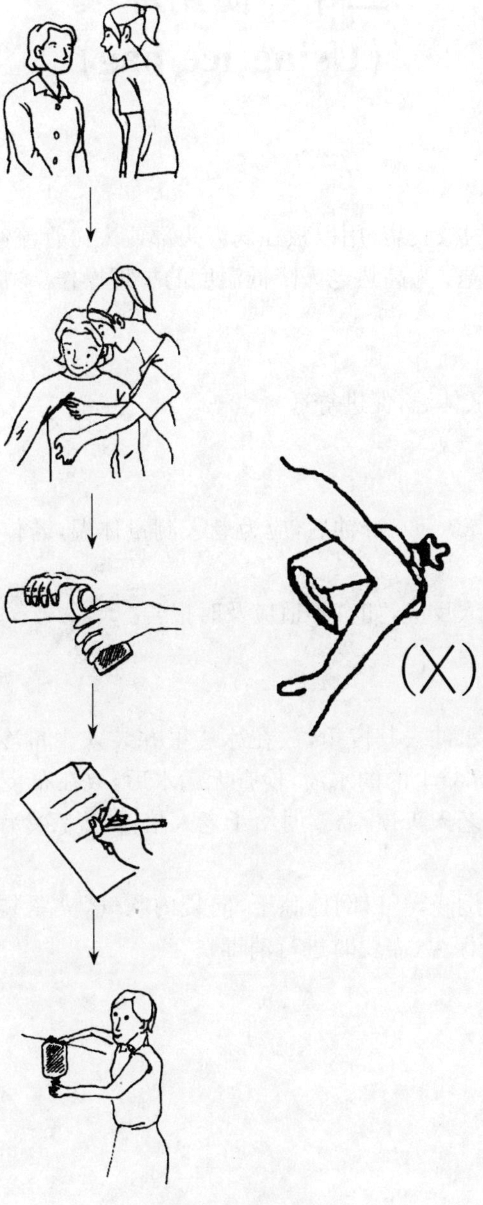

使用热水袋示意图

二十、使用冰袋
(Using ice bag)

(一) 定义

冰袋是装冰块的橡胶袋,用以敷在病人头部或大血管流经处等部位,使局部的温度降低。使用冰袋是为高热老人降低温度的护理操作。

(二) 目的

为高热老人降低体温,促进舒适。

(三) 护理要求

1. 在使用冰袋30～60分钟后,应为老人测量体温,若体温降低至38℃时,可停止使用冰袋。

2. 随时观察老人反应,如有不适应及时报告。

(四) 操作步骤

1. 取小冰块用水冲去其棱角,放在冰袋里并装入少量冷水,冰袋放平排出气体,夹紧袋口,擦干冰袋上的的水渍,检查无漏水后,放在布袋内,携至老人床边。

2. 将冰袋置于老人头顶,需要时给予老人陪伴,观察冷疗情况(若冰块融化应根据需要进行更换)。

3. 用后将冰水倒净,开口倒挂晾干,向袋内吹气,夹紧袋口塞子,放阴凉处保存,布套则清洗晾干保存(需要时进行消毒)。

（五）操作流程

素质要求

↓

备齐用物 → 冰袋、热水、温度计

↓

老人准备 → 核对、解释、观察体温

↓

灌冰袋 →
1. 取小冰块，用水冲去棱角
2. 并灌入少量冷水至冰袋1/2~2/3满
3. 排气后检查无漏水，装入套内
4. 备热水，以备不时之需

↓

放置部位 → 放所需部位，局部垫干毛巾

↓

观　察 → 观察冷疗效果及局部皮肤情况，询问老人感受。降温后30分钟测量体温，遇到老人畏寒时应及时撤去冰袋

↓

清理用物归还原处 → 冰袋倒挂凉干。向袋内吹气，夹紧袋口塞子，放阴凉处保存。布套则清洗晾干保存（需要时进行消毒）

注意事项：

老人发热时，若无冰袋或冷水袋可用，可用冷水毛巾放置在老人的前额部以助降温。

备用物品：

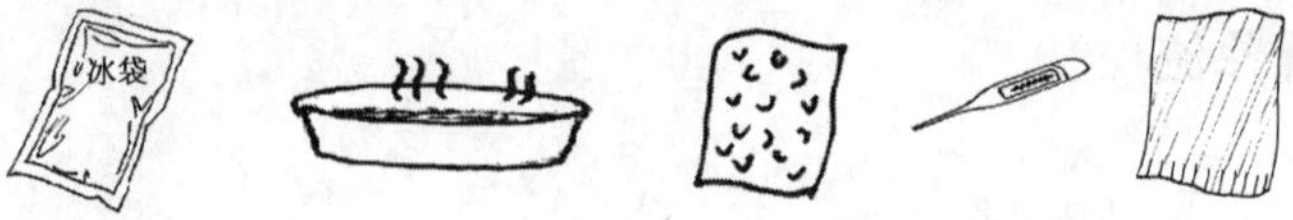

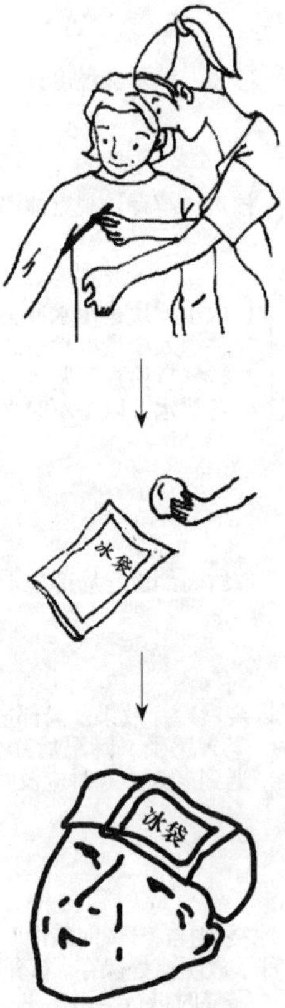

使用冰袋示意图

二十一、翻身操作
(Turning over)

(一) 定义

指卧床老人由于疾病或行动受限制,有时无法自由翻身,而造成很多并发症。护理员协助老人移动身体或变换姿势,以维持自然、舒适的体位。

(二) 目的

1. 使老人舒适。
2. 减少并发症,如褥疮、坠积性肺炎等。
3. 适应治疗的需要。

(三) 护理要求

1. 了解老人的心理状况,配合翻身的情况。
2. 评估老人的身体情况及需求、体重、肢体活动状况,了解有无身体创伤、骨折固定等情况,以便使合理操作。

(四) 操作步骤

1. 帮助老人翻身时,不可拖、拉,以免擦伤皮肤。
2. 根据老人皮肤受压情况,确定翻身间隔时间。如发现皮肤发红或破损,应及时处理,并增加翻身次数,同时做好交班。
3. 如老人身体有伤口,翻身后应将患处处于适当位置,防止受压。

（五）操作流程

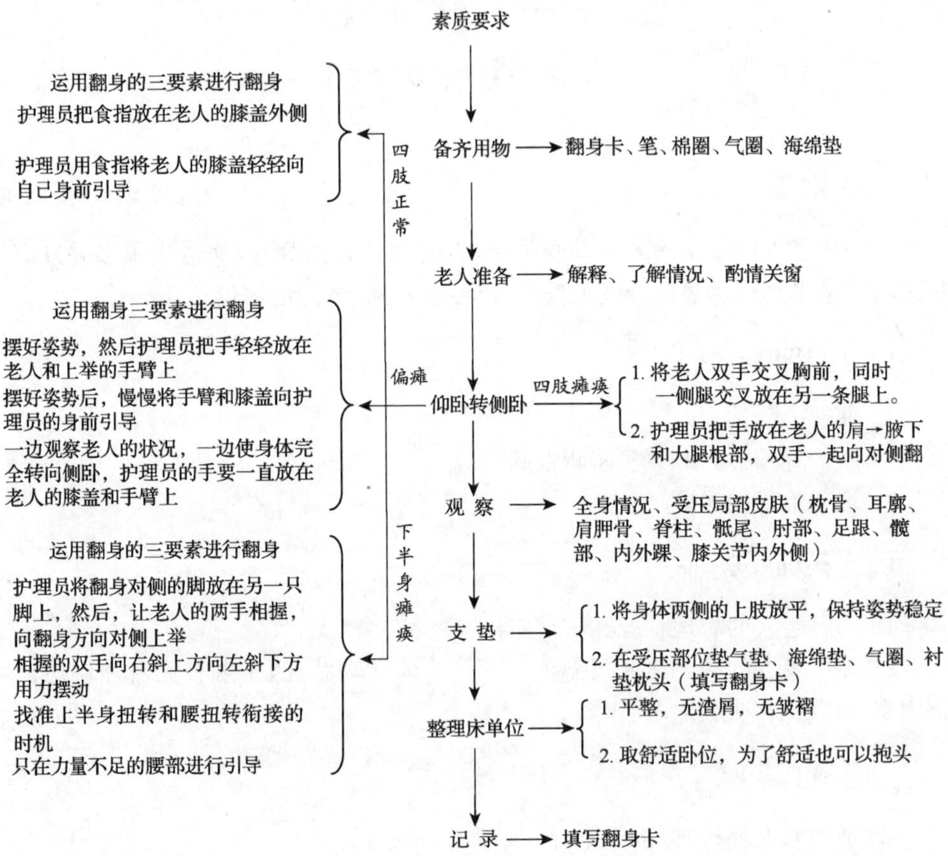

注意事项：

1. 护理员站在老人的肩和腰之间。

2. 翻身三要素：将老人双膝立起（两膝并拢，尽量使脚跟靠近臀部），双臂上举（双臂尽量上举，双手十指交叉），头和肩抬起（头和肩一起抬起）。

3. 不能摆出基本姿势时，需要将引导部位改为肩或腰。

四肢正常

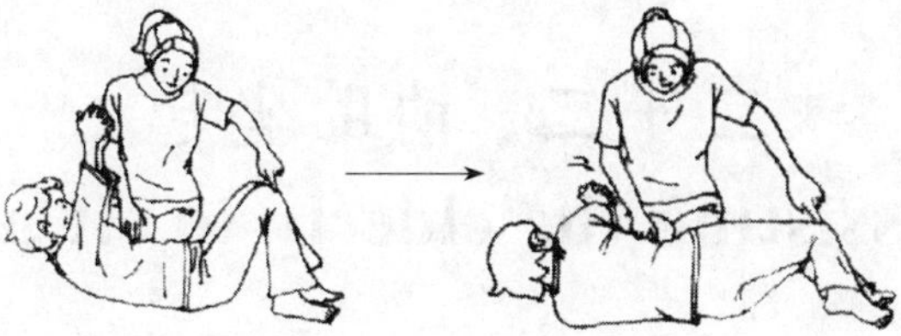

偏瘫

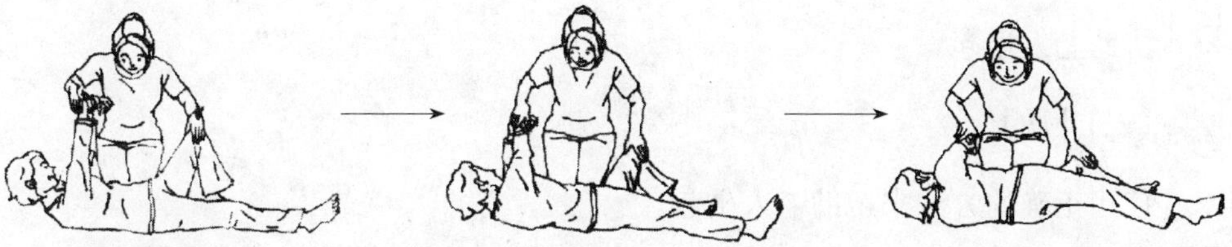

下半身瘫痪

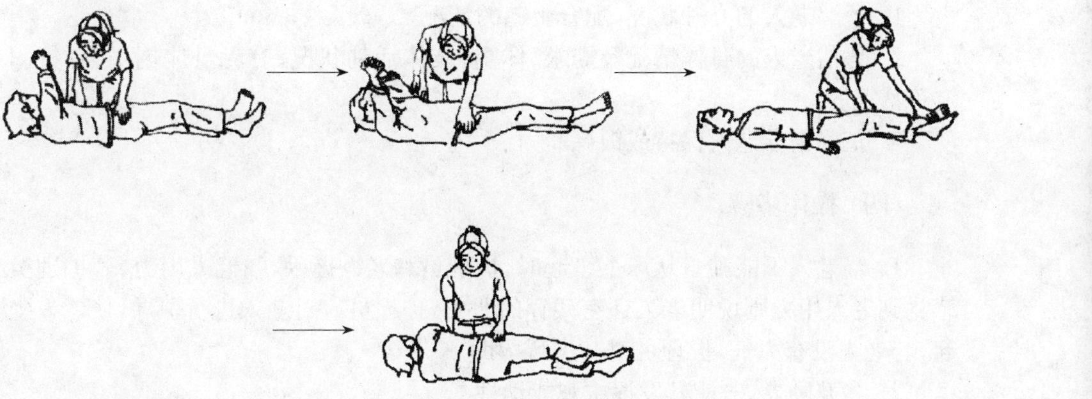

四肢瘫痪

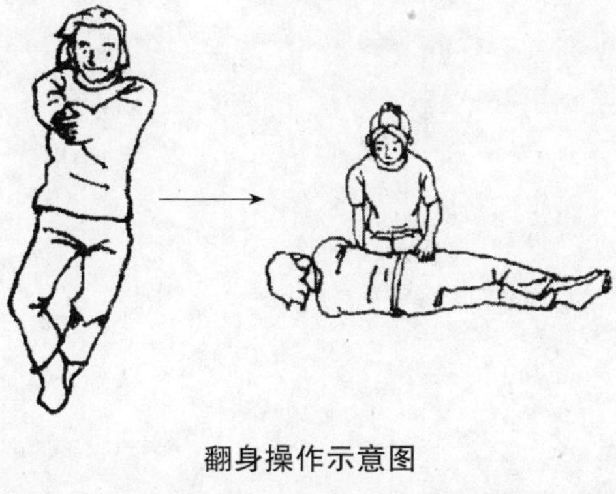

翻身操作示意图

二十二、协助坐起
(Assisting the elderly to sit up)

(一) 定义

协助老人坐起。

(二) 目的

使用正确的方法来帮助老人坐起。

(三) 护理要求

1. 了解老人的心理状况,配合坐起的情况。

2. 评估老人的身体情况及需求、体重、肢体活动状况;有无身体创伤、骨折固定等情况。

3. 正确指导老人保持或锻炼肌力。

(四) 操作步骤

1. 当老人不能独自从床上坐起时,护理员和老人握手,嘱老人用力,若护理员感觉到老人用力则说明老人还有残存的肌力,护理员应对老人进行引导,使老人坐起,若老人没有力气,护理员对其进行协助。

2. 多鼓励老人,使其发挥主观能动性。

(五) 操作流程

素质要求

↓

老人准备 → 解释、了解情况、酌情关窗

↓

判断老人肌力

协助 / 引导

协助：

1. 协助的准备：老人右臂外展成适宜的角度，左手搂住护理员的颈部。护理员的右手搂住老人的颈部，左手轻轻按住老人的右肘下方
2. 单肘的支撑：为了使单肘支撑容易一些，护理员可用右手将老人的头部稍微向自己拉近
3. 固定手背：单肘支撑后，护理员的左手移向老人的手背，将其固定住
4. 肘部伸直：单肘支撑完成后，护理员左右固定老人的手背，使其手部伸直
5. 头向前探出：肘部伸直时，告诉老人，头向前探出，防止后倒地
6. 坐起：需护理员的身体作支撑，直到上半身完全起来为止。

引导：

1. 握住老人的手：护理员握住老人的一只手（护理员对侧的手），另一只支撑身体的手臂展开至适宜的角度（60~90度）
2. 水平引导：握住老人的手，保持水平状态，向正侧面进行引导
3. 顺着腋下的角度；护理员沿着床边移动，同时顺着展开手臂的角度引导，使单侧撑起
4. 随着老人的步调；配合老人的肘部伸直，向脚的方向引导，使其上半身轻松地起来
5. 向脚的方向引导：即使身体已经大致起来，也要继续向脚的方向引导直到身体稳定为止
6. 坐起：上半身完全起来，两手放好，能自己坐稳，至此引导完成

注意事项：

1. 患侧手颤抖的情况。颤抖的手会引起肩关节脱臼，引导的部位应为肩部和头的后部。

2. 单肘支撑时，打开角度在60～90度之间，因人而异，不宜过小或过大。

协助老人坐起

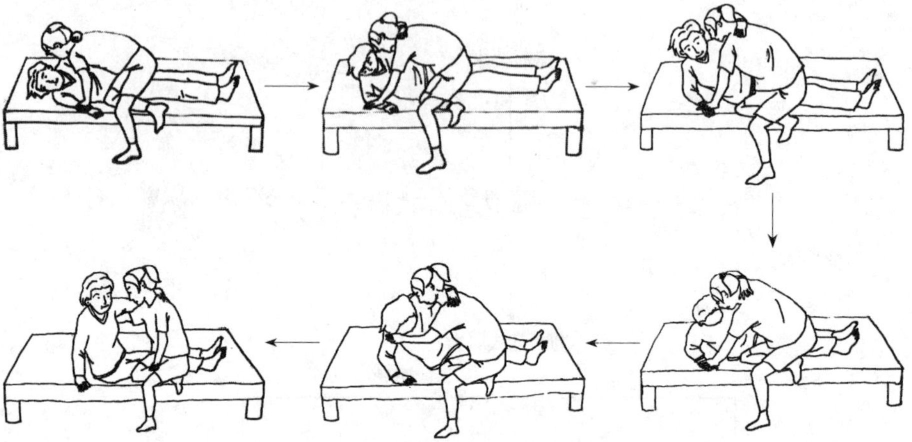

引导老人坐起

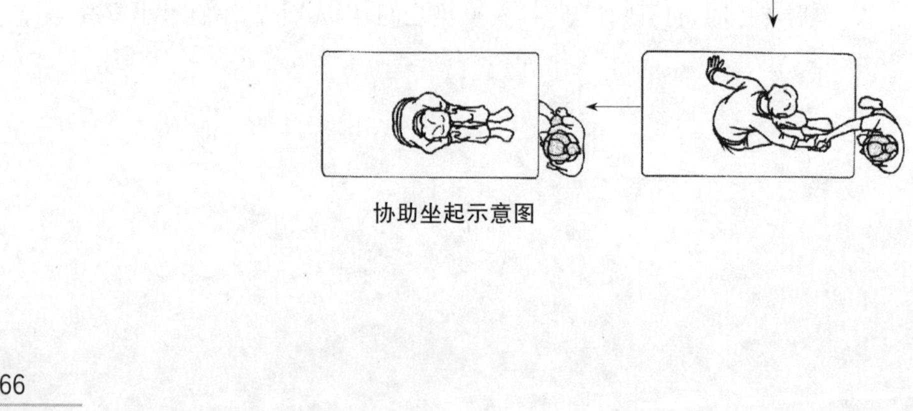

协助坐起示意图

二十三、协助站立
(Assisting the elderly to stand up)

(一) 定义

协助老人站立。

(二) 目的

使用正确的方法来帮助老人站立。

(三) 护理要求

1. 了解老人的心理状况,配合站立的情况。

2. 评估老人的身体情况及需求、体重、肢体活动状况,有无身体创伤、骨折固定等情况,以便合理操作。

(四) 操作步骤

1. 确定老人是否还有力量能站立,若仍有部分肌力,则发挥其主观能动性,协助其站立;若完全无力,则采取完全协助。

2. 完全协助时,首先做好完全协助前的准备。

3. 部分协助时,护理员轻轻抓住老人的腰部。护理员固定老人交叉的双臂。护理员身体下蹲,护理员的一侧膝盖屈曲,身体前倾。护理员稍稍拉老人的腰部。护理员的膝盖慢慢伸直,与老人一起向正上方站起来。帮助老人站稳。

4. 两个护理员,配合一起移动,帮助老人坐稳。

（五）操作流程

- 素质要求
- 老人准备 → 解释、了解情况，酌情关窗
- 轻轻抓住腰部 → 让老人双手绕在护理员的颈部，护理员轻轻抓住老人的腰部
- 一侧膝盖屈曲 → 护理员一侧膝盖屈曲接近地面引导老人的身体前倾
- 确认身体前倾 → 确认老人的脚是否向后收，头是否向前探出
- 稍稍拉腰部 → 身体前倾，臀部抬起的瞬间，护理员稍稍拉老人的腰部
- 配合动作 → 膝盖慢慢伸直，与老人一起站起
- 笔直地站起 → 站起的方向不是斜上方而是正上方
- 确认已站起 → 确认老人已经站稳，松开支撑的手

注意事项：

为了不损伤老人的皮肤，护理员不宜戴手表、首饰。

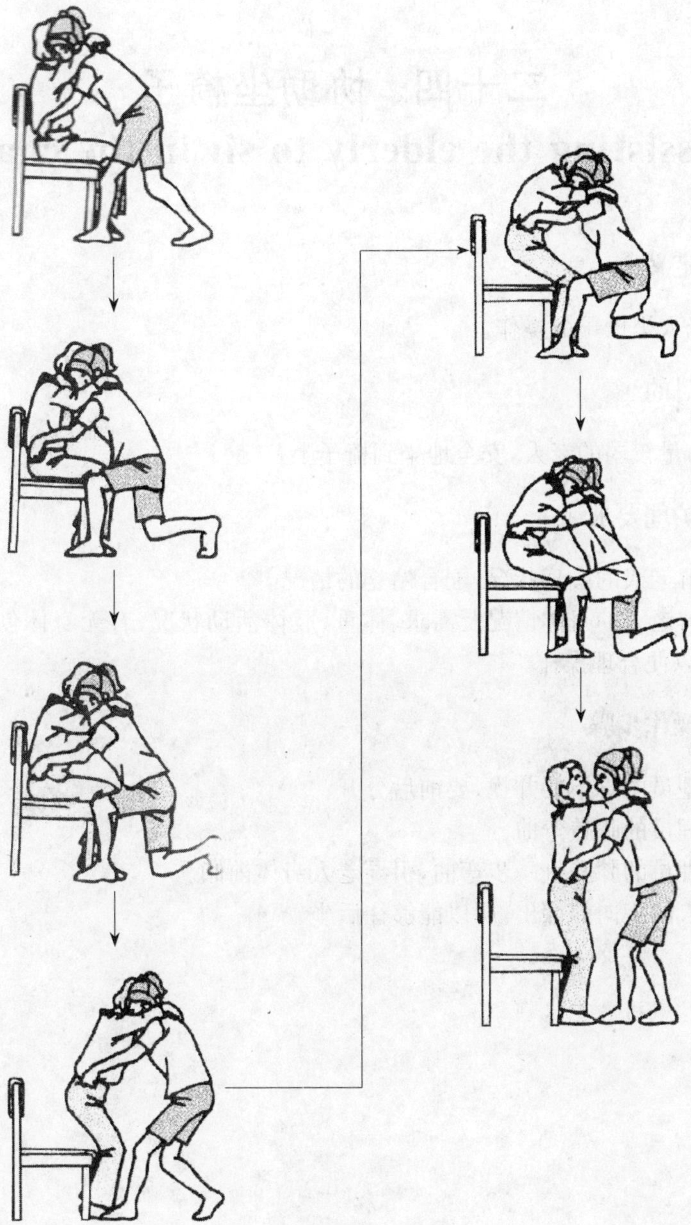

协助站立示意图

二十四、协助坐椅子
(Assisting the elderly to sit in the chair)

(一) 定义

协助老人坐椅子的操作。

(二) 目的

帮助力量较弱的老人,安全地坐到椅子上。

(三) 护理要求

1. 了解老人的心理状况,配合站立的情况。

2. 了解老人的身体情况及需求、体重、肢体活动状况,有无身体创伤、骨折固定等情况,以便合理操作。

(四) 操作步骤

1. 护理员的脚不要并拢,要前后分开。
2. 护理员的膝盖弯曲。
3. 护理员的膝盖进一步弯曲,引导老人身体前倾。
4. 老人的头向前探出,所以能够往后坐。

(五) 操作流程

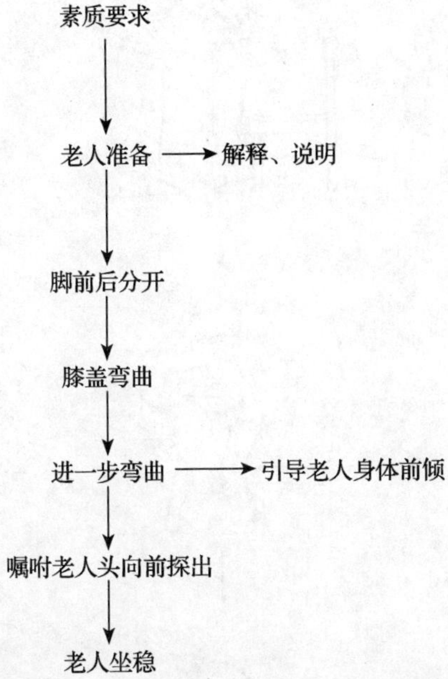

注意事项:

1. 护理员协助老人坐下时,膝盖要弯曲,不能是伸直的。
2. 老人身体注意向前倾。

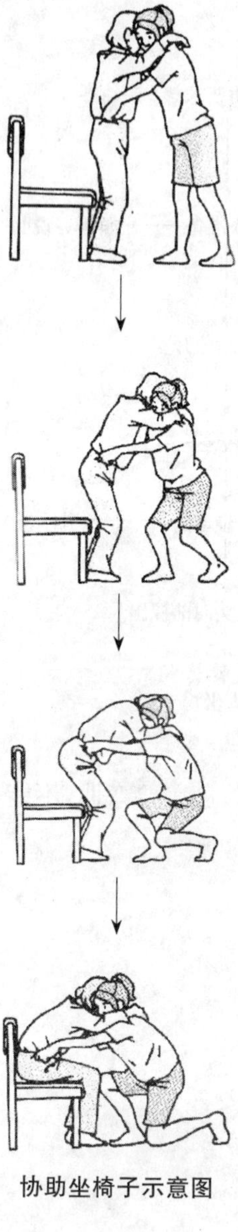

协助坐椅子示意图

二十五、叩背排痰
(Percussing the back)

A、翻身或坐位叩背促进排痰

(一) 定义

护理员帮助老人身体侧翻或坐起,并用叩背这种物理方法来帮助老人将喉咙的痰液咳出。

(二) 目的

帮助老人将痰液排出,预防呼吸道并发症。

(三) 护理要求

1. 了解老人的心理状况,配合翻身的情况。
2. 了解老人的身体情况及需求、体重、肢体活动状况;有无身体创伤、骨折固定等情况。
3. 叩背力度适宜,叩背部位准确,掌握好叩背时间。

(四) 操作步骤

叩背前先温暖双手,帮助老人侧卧或者坐起,确保体位稳定,叩背时手呈环杯状,从下至上,由外向内地叩拍背部数次,指导老人有效咳嗽。

B、稀释痰液，叩背促进排痰

(一) 定义

用一定的方法稀释老人呼吸道内的痰液，并利于其咳出。

(二) 目的

帮助老人将痰液排出，预防呼吸道并发症。

(三) 护理要求

观察老人的心理状况，配合老人使用器具。

(四) 操作步骤

配制痰液稀释液体，使用如蒸汽雾化吸入器等方法帮助痰液排出。

(五) 操作流程

素质要求

↓

备齐用物 → 有盖杯子、蒸汽雾化吸入器（如有需要）

↓

老人准备 → 解释、了解情况，酌情关窗

↓

侧翻或坐位（翻身的操作已说明）

↓

护理员配制痰液稀释液，使用雾化蒸汽吸入器等工具，进行痰液稀释 ← 稀释痰液 → 叩背 → 护理员一手扶住老人胸肩部，使其体位稳定，一手叩背，手呈环杯状，从下至上，由外向内地叩拍背部数次（3分钟左右）

↓

指导老人有效咳嗽
鼓励老人多饮水

↓

整理床单位
安置老人于舒适卧位

备用物品：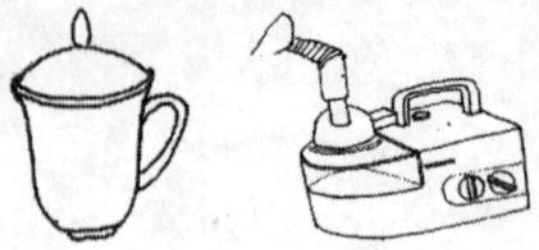

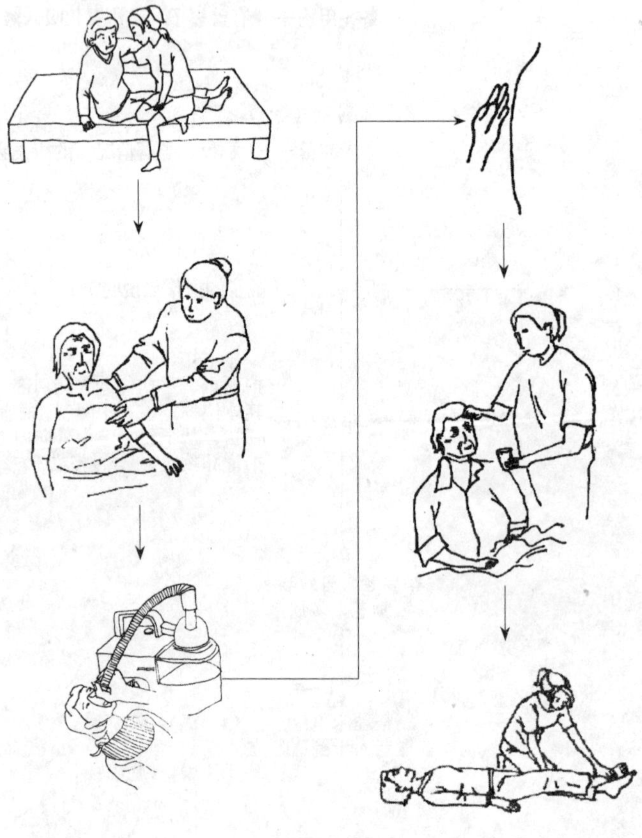

叩背排痰示意图

二十六、排放集尿袋内尿液 (Discharging urine in the urine collection bag)

(一) 定义

集尿袋是为尿失禁者制作的收集尿液的消毒塑料袋,它是由塑料袋、引流导管、挂圈、“宝塔”接头、尿套、排液管、护塞组成。

(二) 目的

排放集尿袋内的尿液。

(三) 护理要求

排放尿液时,注意操作准确,防止泌尿系统感染。

(四) 操作步骤

1. 向老人解释后,将小便器置于集尿袋下方。
2. 用无菌棉签蘸碘酒、乙醇分别由内向外消毒集尿袋下管开口。
3. 打开集尿袋下管开口排放尿液致小便器内。
4. 排放完后,再用碘酒、乙醇分别由内向外消毒集尿袋下管开口。
5. 关闭集尿袋下口,整理用物。

（五）操作流程

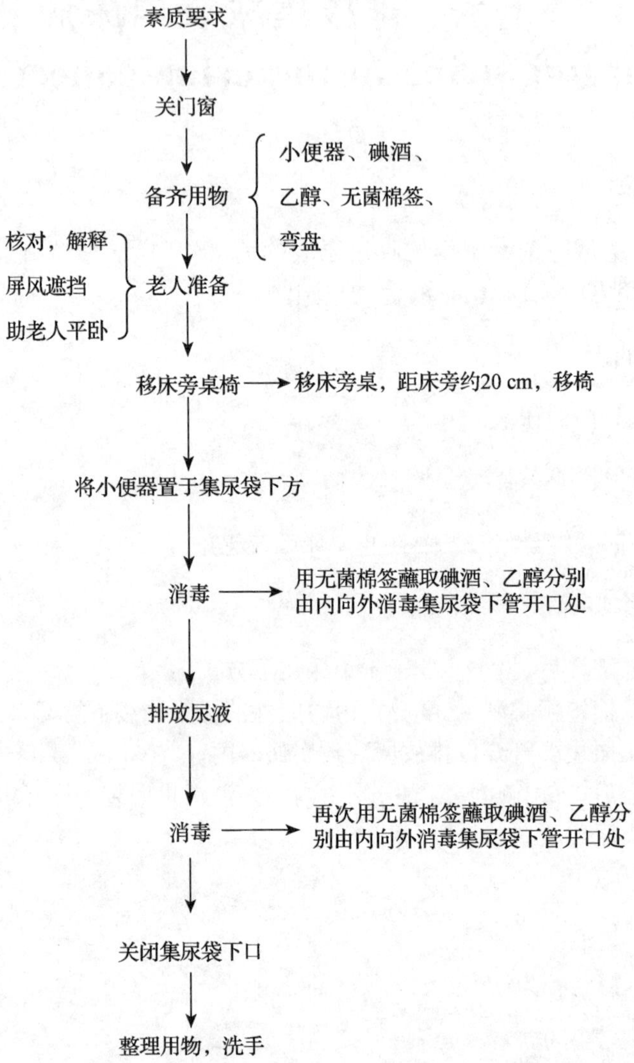

注意事项：

1. 尿液要顺着小便器内壁向下流。
2. 观察尿液的性质和量，发现异常时及时报告养老机构相关人员。

备用物品：

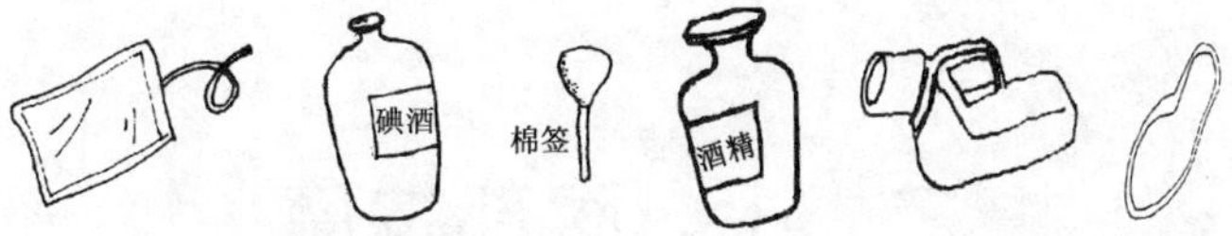

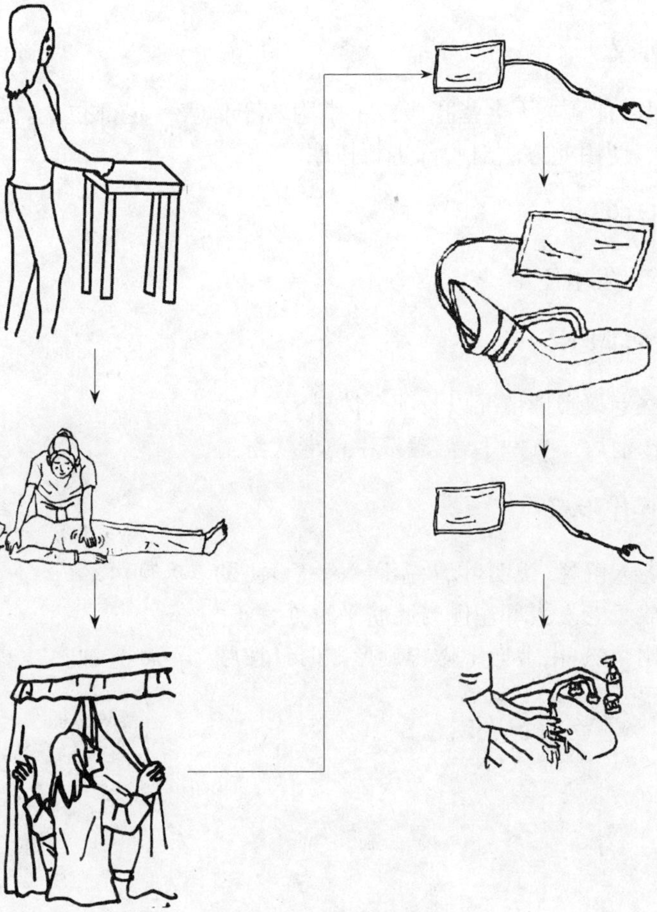

排放集尿袋内尿液示意图

二十七、腹部按摩
(Abdominal massage)

(一) 定义

摩法即以食、中、无名指指腹或手掌附着于体表一定部位上,做环形而有节奏抚摸的方法,使用此方法对腹部进行按摩。

(二) 目的

预防老人发生便秘。

(三) 护理要求

1. 观察老人心理情况以及配合情况。
2. 操作前后认真洗手,温暖双手使老人舒适。

(四) 操作步骤

1. 向老人解释、说明,以及温暖双手后,协助老人仰卧。
2. 手放于老人腹部左侧与肚脐平行处。
3. 使用摩法,由上向下做螺旋形顺时针按摩 5～10 分钟。
4. 洗手。

(五) 操作流程

素质要求

↓

老人准备 {解释、说明；助老人仰卧}

↓

洗手、温暖双手

↓

手放好位置 ⟶ 老人腹部左侧与肚脐平行处

↓

按摩 ⟶ 使用摩法，由上向下做螺旋形顺时针按摩5～10分钟

↓

洗手

注意事项：

对腹部施加一定的压力，以老人耐受为宜。

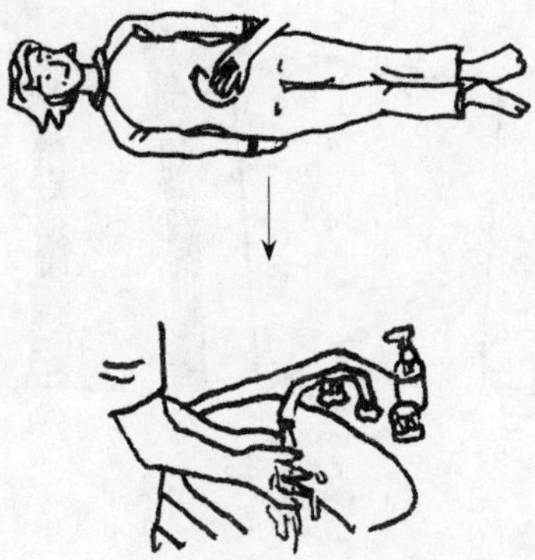

腹部按摩示意图

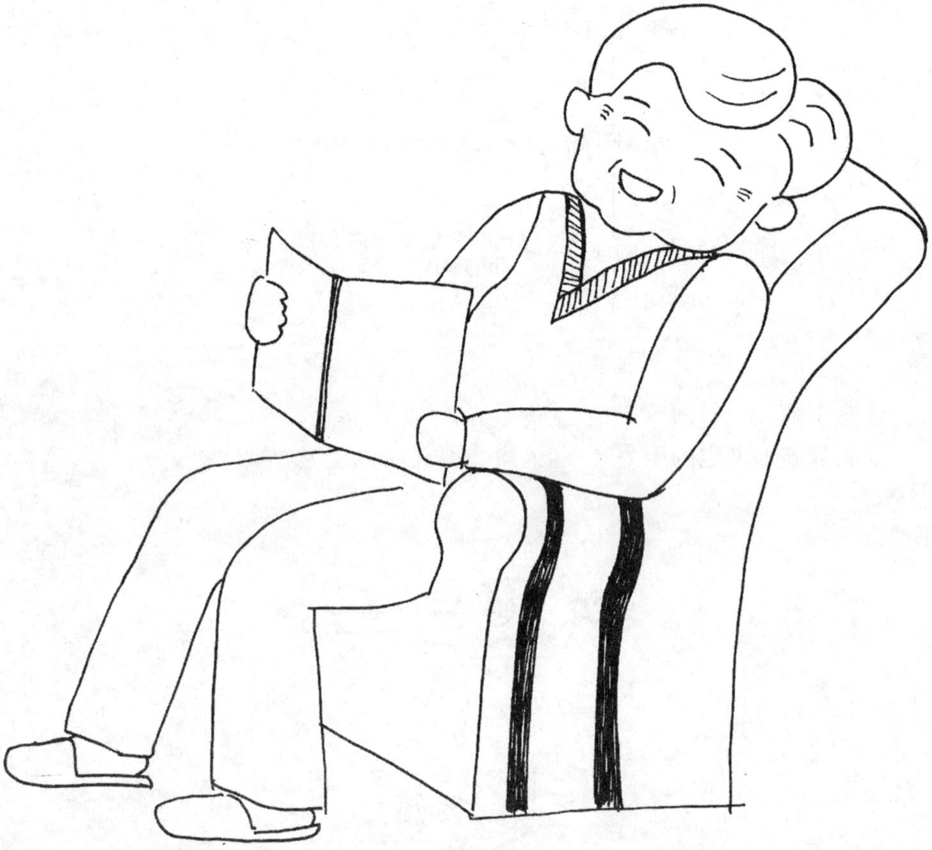

生命体征的测量
(Vital signs measurement)

二十八、测量体温
(Measurement of body temperature)

(一) 定义

体温是指人体内部胸腔、腹腔和中枢的温度,是评价生命活动质量的重要征象。

(二) 目的

1. 评估老人身心状态,观察是否出现异常。
2. 评价老人基本生命活动。

(三) 护理要求

1. 测量体温前后应清点体温计的数量,并抽查有无破损。在甩体温计时不可触及他物,防止体温计损坏。

2. 如精神异常、昏迷或痴呆,不可测量口腔温度,在测腋下体温时应在旁守护,并用手扶托,以防体温计失落或折断。对不合作者、口鼻手术者或呼吸困难者,也不可用口腔法。进食、面颊部作冷热敷者,应间隔 30 分钟后方可用口腔法测量体温。

3. 腹泻、直肠或肛门手术不可用肛门法。

4. 若不慎咬破体温计而吞下水银时,可立即喝大量蛋清或牛奶。

5. 切忌把体温计放在热水中清洗或用煮沸消毒法消毒,因为会引起体温计爆裂。

(四) 操作步骤

1. 用物准备:已消毒的体温计、纱布(或清洁的餐巾纸)、记录本、笔和有秒针的表。

2. 操作方法:将已消毒的体温计用纱布(清洁的餐巾纸)擦干,将水银柱甩至35℃以下。并向老人解释,以取得配合。

口腔测体温法:将口腔体温计水银端斜放于舌下,叮嘱老人闭口,用鼻呼吸,请勿用牙咬体温计,3 分钟后取出,看明度数,并记录于纸上。

腋下测体温法:解开衣钮,擦干腋窝,将体温计水银端放于腋窝深处紧贴皮肤,屈臂过胸,夹紧体温计 10 分钟后取出,看明度数,并记录于纸上。

(五) 操作流程

素质要求

↓

备齐用物 → 将备齐的用物携至老人床前。治疗盘、弯盘、体温表、消毒纱布2块、记录单、笔、秒针表

↓

老人准备 → 核对、解释测体温的目的及注意事项

↓

操作前准备 →
1. 检查体温表是否完整，有无破损
2. 水银甩至35 ℃以下
3. 了解30分钟内是否使用过热水袋、冰袋、及热水浴

↓

操作时 →
1. 口腔测体温：将体温表水银端斜放于舌下，叮嘱老人用鼻呼吸，3分钟后取出
2. 腋下测体温：将体温表水银端放于腋窝，屈臂过胸夹紧10分钟取出，放表前用纱布擦干腋下汗液

↓

操作后 → 取出体温表后用纱布擦净体温表后用1:2 000 有效氯消毒液浸泡

↓

老人取舒适卧位
清理用物

↓

记 录

备用物品：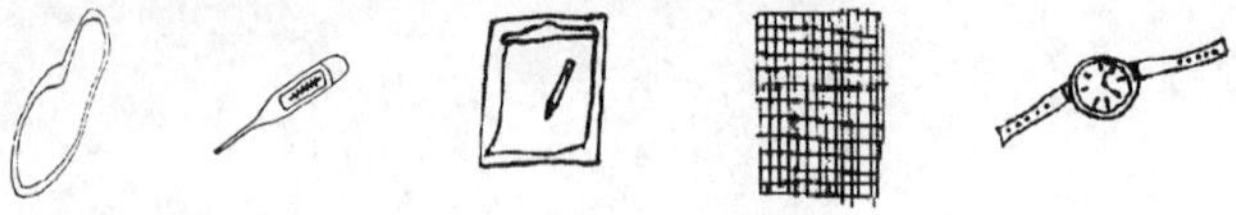

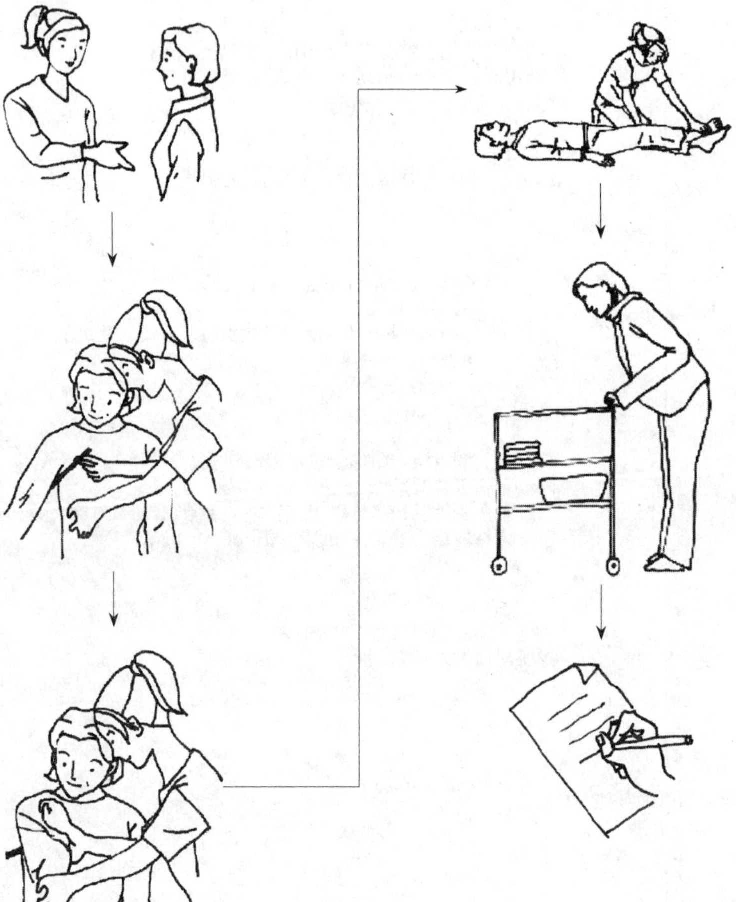

测量体温示意图

二十九、测量脉搏、呼吸
(Measurement of pulse & respiration)

(一) 定义

脉搏是指动脉的搏动。心脏收缩时,由于心脏输出血液的冲击引起动脉跳动;呼吸是人体与外界进行气体交换的过程。

(二) 目的

观察老人的脉搏、呼吸情况,了解是否出现异常。

(三) 护理要求

1. 测量脉搏时,测老人健侧肢体。
2. 找准测量脉搏的位置准确(腕关节内拇指一侧)。
3. 测量呼吸时,观察老人的呼吸深度和节律是否正常。

(四) 操作步骤

携带物品至老人床旁。

1. 测量脉搏

(1) 向老人解释后,协助老人将手臂放在舒适的位置,手掌向下。
(2) 将食指、中指、无名指的指端按压在老人的桡动脉上测量。
(3) 看表的秒针,计数 30 秒,所得数值乘以 2,然后记录数值。
(4) 洗手

2. 测量呼吸

(1) 测量老人的脉搏后,手仍按在老人手腕上。
(2) 观察老人胸部和腹部的起伏,看表的秒针,计数 30 秒,一呼一吸为 1 次,所得数值乘以 2,记录数值。
(3) 洗手。

（五）操作流程

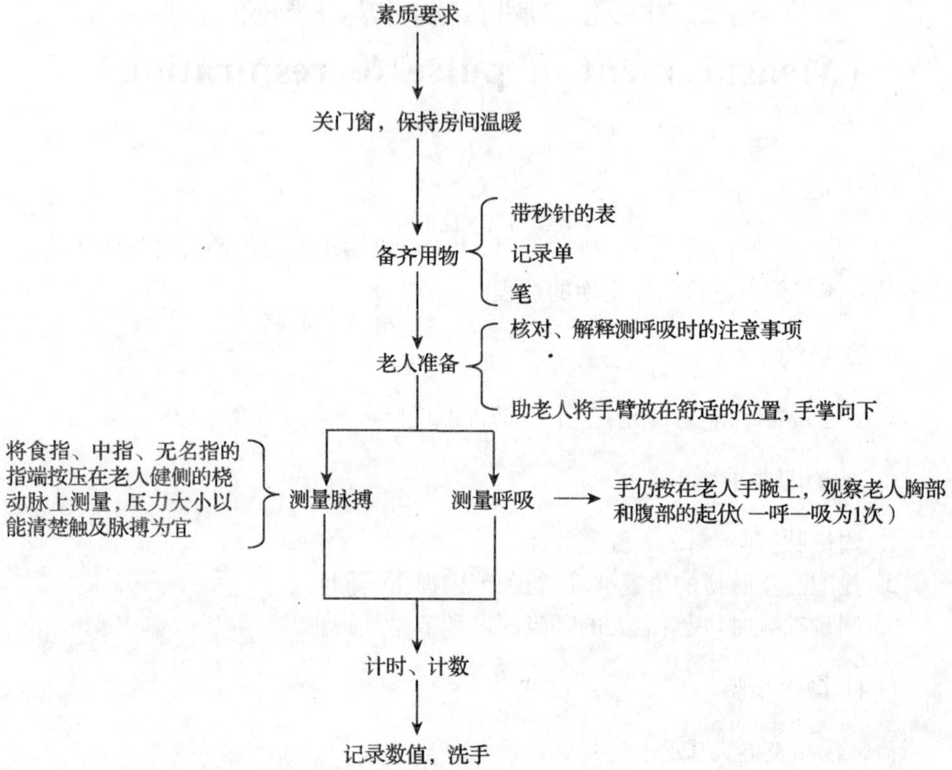

注意事项：

1. 当老人呼吸微弱不易观察时，可用少许棉花置于老人鼻孔前，观察棉花纤维被吹动的次数，计数 1 分钟。
2. 测量脉搏和呼吸时，若感觉到异常的脉搏和呼吸，则直接测量 1 分钟。
3. 不可用拇指测量脉搏，以免拇指小动脉的搏动与老人的搏动相混淆。
4. 偏瘫老人测量脉搏时，应选择健侧的肢体。

备用用品:

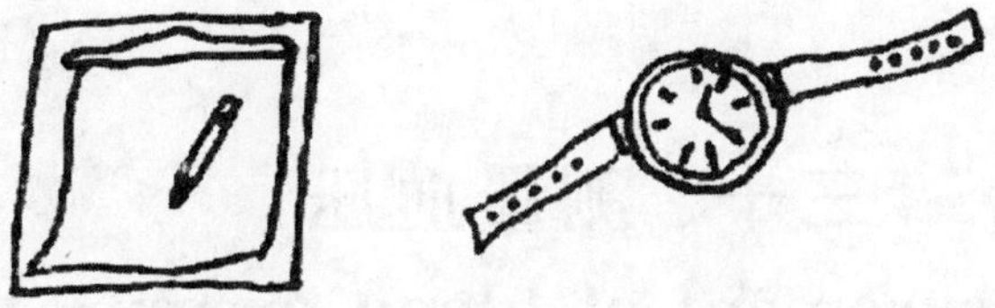

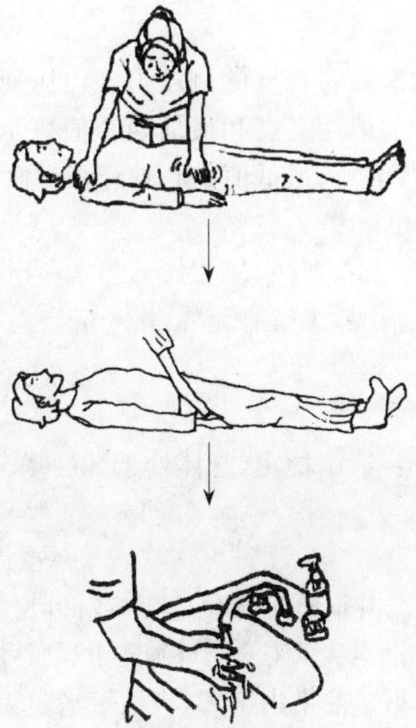

测量脉搏示意图

三十、测量血压
(Measurement of blood pressure)

(一) 定义

血压即血管内流动的血液对管壁的侧压力。血压通常指动脉血压，是反映循环功能的一项重要指标。一般用最高和最低两个值表示，最高值是心脏收缩时动脉内达到的最大压力，叫收缩压；最低值是心脏舒张时血管内最小压力，叫舒张压。

(二) 目的

观察老人血压的变化情况，了解有无异常。

(三) 护理要求

测量时，老人体位舒适，情绪稳定，身体处于平静状态。

(四) 操作步骤

1. 向老人解释后，协助其取舒适体位(坐位或仰卧位)，选择被测量的肢体(偏瘫老人则选择健侧)，并协助老人宽松袖子，暴露上臂使手掌向上，肘部伸直。

2. 打开血压计开关，驱尽袖带内空气，将袖带平整无皱地缠于上臂中部，袖带下缘距离肘窝 2～3 厘米，袖带松紧以能放入一指为宜，并且戴好听诊器，用手触及到肱动脉搏动后，一手持听诊器的胸件，放置于肱动脉搏动处，稍加压固定(胸件不可塞在袖带以下)，另一手关闭气门并在袖带内充气至所需高度(打气平稳，其高度以动脉搏动音消失后再升高 20～30 mmHg)，松开气门使水银柱慢慢下降，同时听动脉搏动音并双眼注视水银柱所指的刻度。当听到第一声搏动音所指的刻度数值为收缩压，当声音突然变化或者消失，则为舒张压。

3. 取下袖带，排尽余气，协助老人穿好衣袖，恢复到原来舒适体位，整理袖带放入盒子内，将血压计盒盖向右倾斜 45 度，使水银流回槽内，关闭水银槽开关，盖好血压计，做好记录，最后洗手。

（五）操作流程

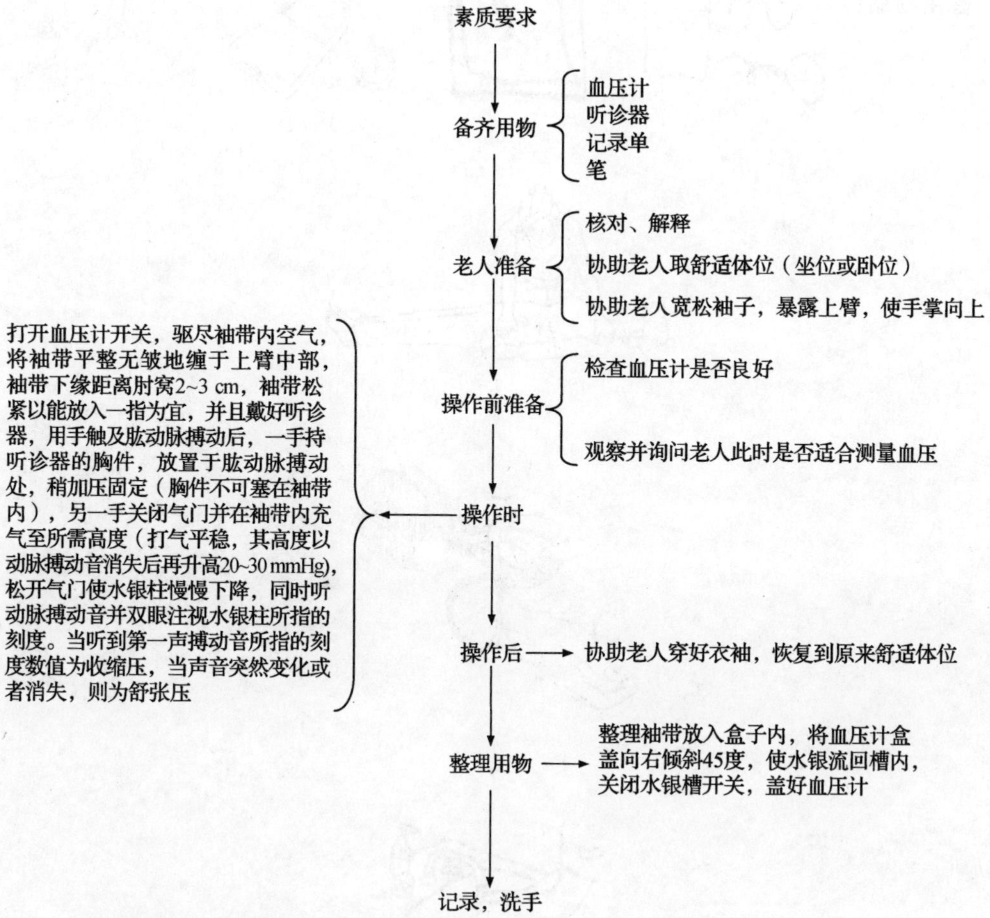

注意事项：

1. 测量时若老人活动刚结束应先休息 20 分钟后再测量。

2. 测量的体位要舒适，情绪要稳定。

3. 第一次测量血压时，若不是偏瘫病人最好两只手都测，以免结果为假高血压。

4. 若所测血压异常，应重复测量 2～3 次，取其最低值。

备用物品：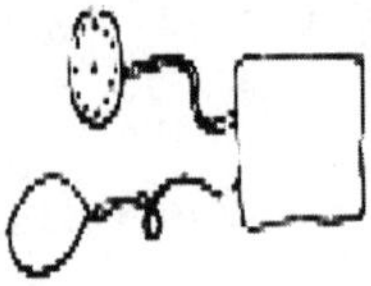 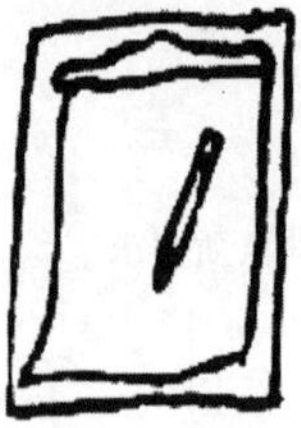 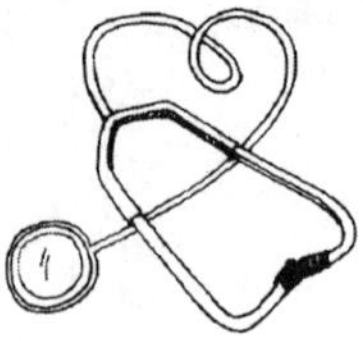

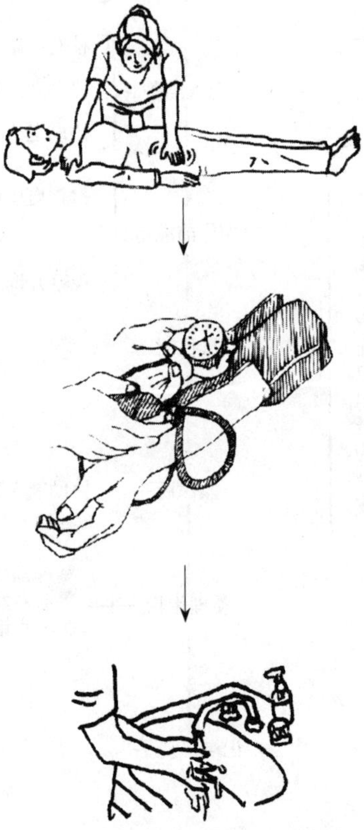

测量血压示意图

安全保护

(Safeguard)

三十一、使用老人保护具
(Methods of elderly patient constraint)

(一) 定义

约束物品是指使用任何限制或控制老人活动的物品，包括座位安全带、安全手套、有护垫束手腕带、安全防滑裤带、轮椅或老人椅的防滑带。约束药物是指利用药物达到约束作用。

(二) 目的

1. 必须尽量在别无他法的情况下才使用约束物品。
2. 使用约束物品时必须遵照已定的标准及使用程序。
3. 防止护理员滥用约束物品。

(三) 护理要求

1. 员工必须保障老人的尊严及尊重老人自行选择活动的自由，应尽量提供可行方法避免使用约束物品。
2. 不可以使用约束物品作为惩罚，或作为代替照顾老人或方便护理员工作的方法。
3. 员工必须遵照已订立的标准及程序指引实施，以确保老人在安全情况下使用约束物品。
4. 使用约束物品前，相关护理人员必须进行评估，并要取得医生、老人及家属的同意。

(四) 操作步骤

1. 评估：由相关人员进行评估。评估范围包括病历、生理、心理、社交及环境等状况，以了解老人的需要。

(1) 病史：抑郁、痴呆、近期感染、视力/听力缺损等。

(2) 生理：痛楚、过热或过冷、口渴、饥饿、大小便失禁、便秘、尿潴留、疲劳、睡眠不足等。

(3) 情绪：起伏不定、烦躁、焦虑、闷闷不乐、抑郁等。

(4) 认知:记忆力欠佳、专注力不足、缺乏导向、昏乱等。

(5) 行为症状:不合作、攻击性行为、游走等。

(6) 活动能力:肢体软弱、平衡力差、经常跌倒。

(7) 环境:噪音、嘈杂、室温控制欠佳。

(8) 其他:与护理员缺乏沟通、照顾工作缺乏弹性等。

2. 照顾程序

(1) 实施约束时,将患者肢体处于功能位,约束带松紧适宜,以能伸进一到二根手指为原则。

(2) 密切观察约束部位的皮肤状况。

(3) 保护性约束属制动措施,使用时间不宜过长,病情稳定或者治疗结束后,应及时解除约束。需较长时间约束者,每 2 小时松解约束带 1 次,活动肢体,并协助老人翻身。

(4) 准确记录并交接班,包括约束的原因、时间,约束带的数目,约束部位,约束部位皮肤状况,解除约束时间等。

（五）操作流程

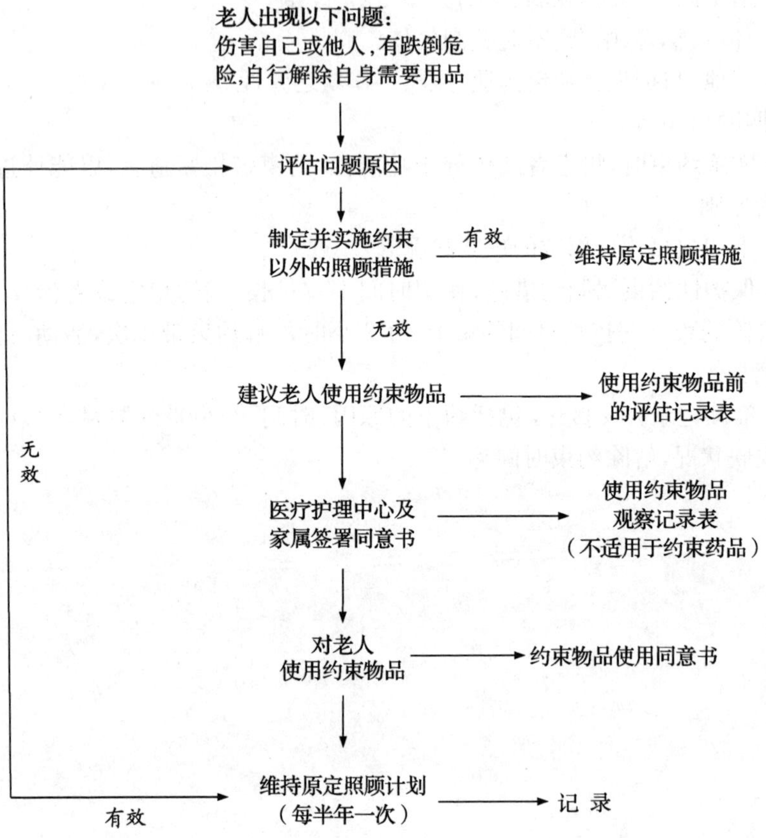

老人出现以下问题：
伤害自己或他人，有跌倒危险，自行解除自身需要用品
评估问题原因
制定并实施约束以外的照顾措施
有效
维持原定照顾措施
无效
建议老人使用约束物品
使用约束物品前的评估记录表
医疗护理中心及家属签署同意书
使用约束物品观察记录表
（不适用于约束药品）
对老人使用约束物品
约束物品使用同意书
维持原定照顾计划
（每半年一次）
记 录
无效
有效

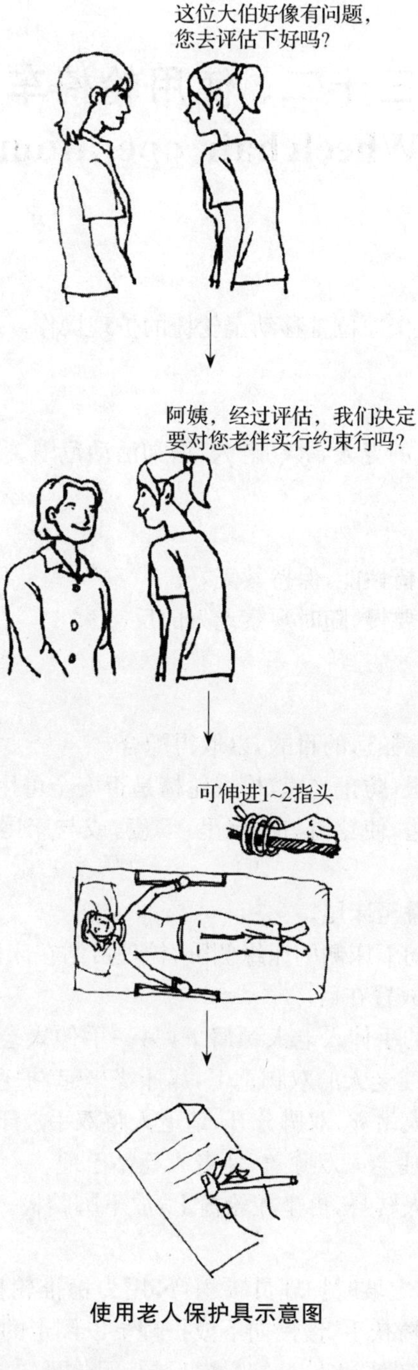

使用老人保护具示意图

三十二、使用轮椅车
(Wheelchair operation)

(一) 定义

将不能行走的老人由原位置移动至轮椅的护理操作。

(二) 目的

用于运送不能行走的老人,移动老人,增加活动范围。

(三) 护理要求

1. 使用前,检查轮椅性能,保持其完好。
2. 推轮椅时,速度要慢,随时观察老人的反应。

(四) 操作步骤

1. 向老人说明轮椅搬运的目的,以取得配合。
2. 给老人穿好衣服,防止受凉,检查轮椅是否安全可用。
3. 将轮椅移至床边,使轮椅与床尾呈 45 度,或与床尾平行放置,并收起脚踏板,刹住轮闸,固定轮椅。
4. 将盖被扇形折叠至床尾。
5. 将老人从卧位向下床侧的床缘侧卧,护理员站在床侧旁,面向床尾,近床侧的脚放置在前,另一脚放置在后。
6. 护理员近床侧的手伸入老人颈肩下,另一手伸入老人膝盖或小腿下,护理员转身将老人扶起,再使老人的双脚垂下,靠床缘坐起,护理员帮其穿上鞋子。
7. 护理员面对老人站立,双脚分开,请老人将双手放于护理员肩膀,护理员环抱老人腰部,双膝盖抵住老人双膝盖,使老人稳站于地。
8. 护理员扶持老人转身,再坐在轮椅上,放下脚踏板。
9. 整理床单位。
10. 推老人外出。上坡时护理员腰稍弯,用力稳推轮椅向前;下坡时,护理员身体稍向后仰,拉住轮椅扶手,慢慢向下或护理员以倒走的方式使轮椅跟着护理员慢慢向下,上台阶时,护理员将轮椅把手向后拉,用单足向前踩后脚蹬,则后轮向前滚，把脚轮抬到台阶上，再向前推。

(五) 操作流程

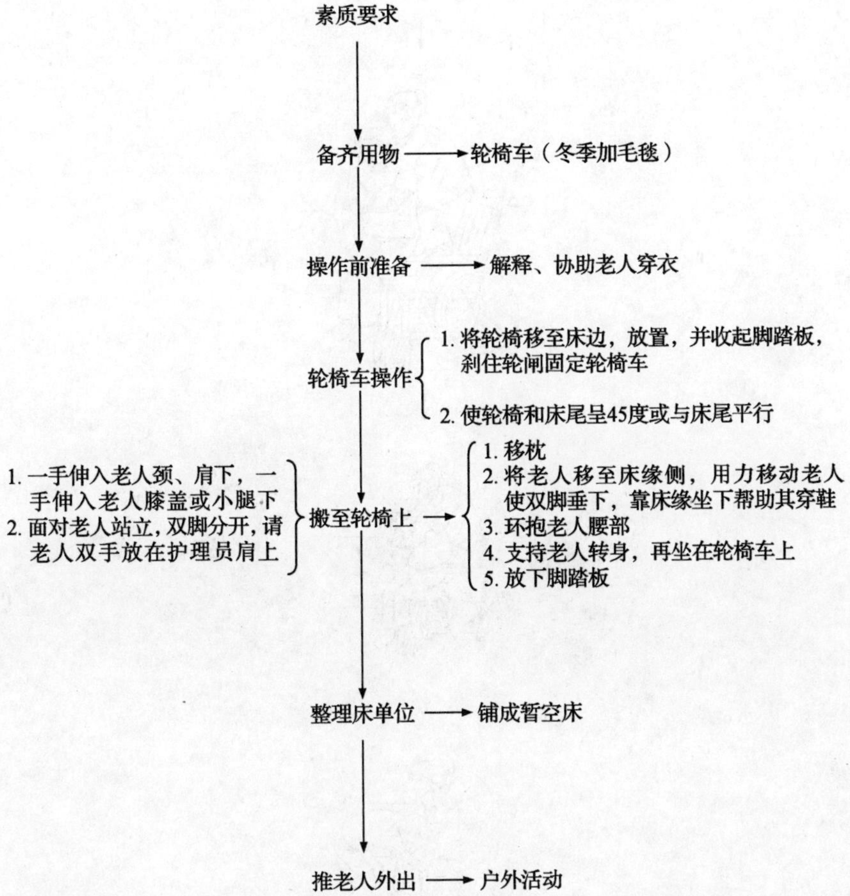

注意事项：

1. 上台阶时，不可下压把手，以及上提把手。
2. 道路凹凸不平时，悬空脚轮紧靠后轮，下压把手，不要让老人感觉到振动。

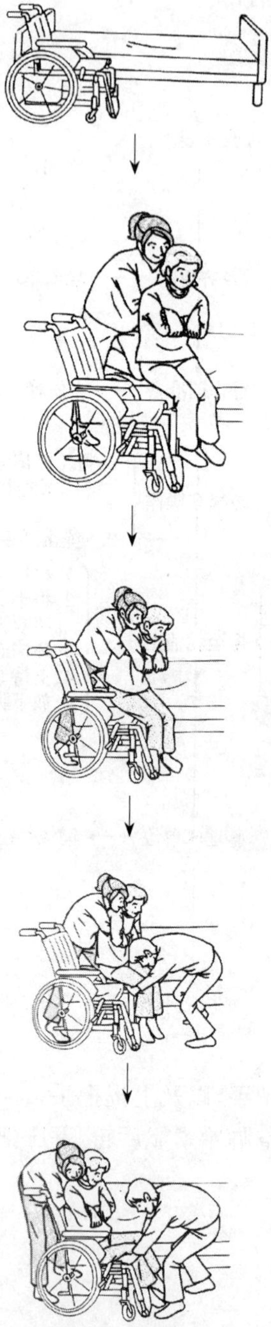

使用轮椅车示意图

三十三、使用助步器 (Using walking aids)

(一) 定义

助步器是一种步行撑扶工具,供失智、失能老人自行助步或四肢体力锻炼,它可改善失智、失能老人的生活方式,使他们可以自己从事户外活动。

(二) 目的

部分失能老人可借助它安全移动,同时又能增大活动范围。

(三) 护理要求

1. 助步器质量良好。
2. 老人使用舒适、安全。
3. 使用后老人动作轻稳。

(四) 操作步骤

1. 向老人进行解释。
2. 协助老人平稳站立。
3. 老人的双手放在扶手上,身体前倾,扶助步器行走,使步行器在前方 15 厘米,患脚前行,健脚跟上。

（五）操作流程

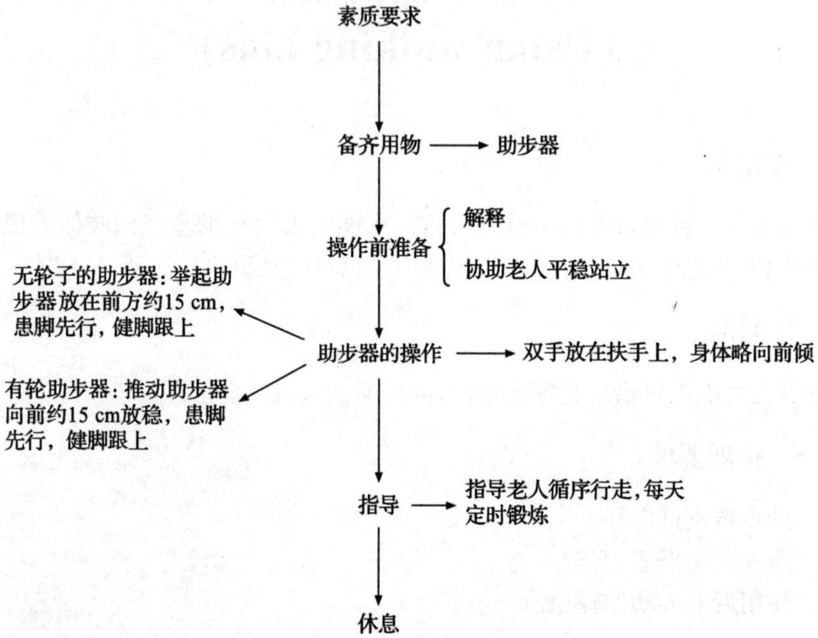

注意事项：

1. 意识障碍的老人使用其行走时，要有其他人的陪同。
2. 上下坡有障碍的地方注意安全。

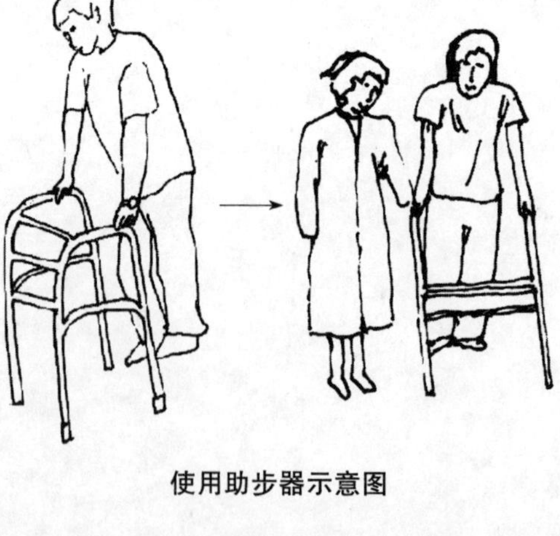

使用助步器示意图

用药照料
(Medication care)

三十四、协助老人服药
(Assisting the elderly to administer drugs)

(一) 定义

协助老人口服药物。

(二) 目的

协助老人安全、正确的服药。

(三) 护理要求

1. 服药前后仔细核对药物名称、剂量,并仔细检查药物的质量。
2. 针对不同剂型药物的服用,分别进行处理。
3. 开水的温度适宜,饮水不得少于100毫升。
4. 按医嘱服药,不可与茶水一起服用,服药时速度适宜。
5. 观察老人的用药反应。

(四) 操作步骤

1. 解释说明,备好相关物品。
2. 核对药名、剂量以及有效期限,洗手。
3. 协助躺卧老人坐起,并喝适量的开水,润滑口腔和肠道,将药物放入老人的内舌上,协助老人饮温开水将药物咽下。
4. 协助老人服药后,擦净老人的脸颊,并再次查对老人所服的药物是否正确,确认无误后整理物品、床铺,洗净药杯子,洗手。

(五) 操作流程

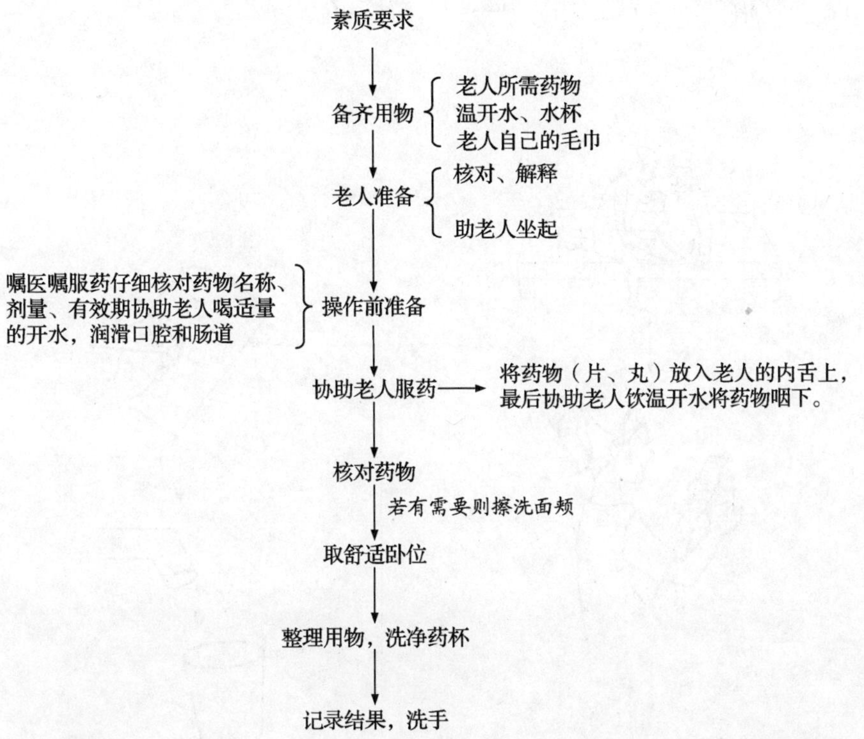

注意事项：

1. 服用大药片咽下有困难时，可将药片研碎后，水调成糊状。

2. 服用水剂时，先将药水摇匀，一手将量杯上举使刻度与视线相平，另一手持药物，药液倒至所需刻度处，剂量准确后再倒入另外的小杯服用。若同时服用几种水剂时，更换药品时，要洗净量杯，倒尽药水后，应将瓶口用清洁的湿润毛巾擦净，放回原处。

3. 粉剂药物需用温开水冲调后再服用，不可将药粉直接倒入口腔用水冲服。

4. 服用油剂溶液或需要按照滴数计算的药液时，应先将凉开水少许倒入小勺中，再将药液按照应服用的剂量滴入凉开水上，一起服用。

5. 胶囊药物尽量不要拆开服用，服用时尽量多喝水。

备用物品：

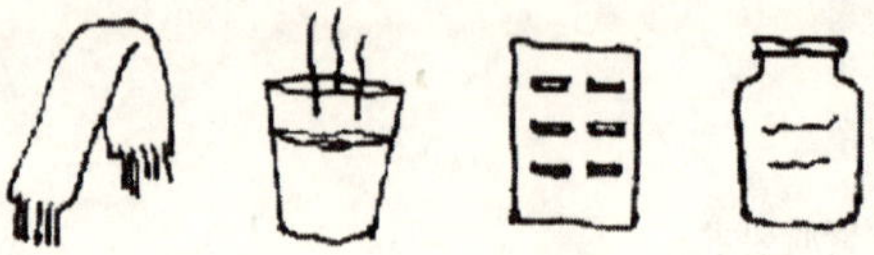

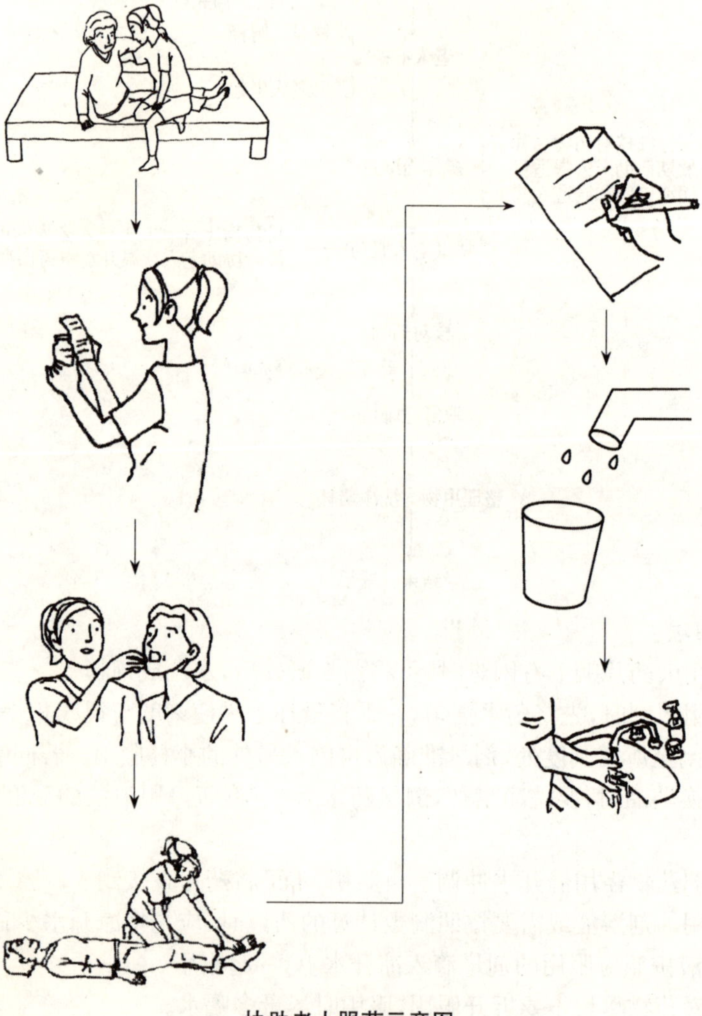

协助老人服药示意图

三十五、协助老人使用眼药
(Assisting the elderly to use eyedrops)

A. 协助老人滴眼药水

(一) 定义

协助老人滴眼药水。

(二) 目的

协助老人安全、正确的滴眼药水。

(三) 护理要求

1. 滴眼药水时动作轻柔。
2. 无菌操作。
3. 滴眼药水时部位正确。
4. 操作前检查眼药水有无浑浊、变色、过期等。

(四) 操作步骤

1. 查对眼药水的名称、质量后,协助老人取舒适卧位或者仰卧位。
2. 询问并观察老人的眼病,嘱咐老人的眼向上看,一手持滴管或药瓶距离眼睑 1～2 厘米,另一手轻轻将患眼的下睑向下牵拉,暴露出结膜囊(下内眼皮),将眼药水滴在下内眼皮内(2 滴),再用手轻轻提捏上眼皮,然后放松手指。
3. 滴药后让老人闭眼睛 3～5 分钟,嘱咐老人眼球上下左右转动,用棉球或纸巾或干净的毛巾擦去溢出的眼药水。
4. 整理用物,洗手。

B、协助老人涂眼药膏

(一) 定义

协助老人涂眼药膏。

(二) 目的

协助老人安全、正确地涂眼药膏。

(三) 护理要求

1. 无菌操作。
2. 眼药膏涂抹的位置正确。
3. 使用的玻璃棒无破损。
4. 核对眼药膏的名称、有无过期、变色等情况。
5. 观察用药反应。

(四) 操作步骤

1. 查对眼药膏的名称,协助老人取舒适卧位或者仰卧位。

2. 询问并观察眼病情况。拿出玻璃棒并检查其有无破损,确认玻璃棒完好无损后,一手持玻璃棒,将眼药膏适量(火柴头大小)挤在玻璃棒的一端,嘱咐老人眼向上看,一手轻轻将患眼的下眼睑向下牵拉分开,暴露结膜囊(下内眼皮),手持玻璃棒与眼睑平行,将眼药膏涂抹于下内眼皮。

3. 将玻璃棒从眼外角平行抽出,嘱咐老人闭眼,再用手轻轻按摩眼球,用棉球或纸巾(干净毛巾)擦净面部。

4. 整理用物,用纸巾擦净玻璃棒上的药膏,洗手。

(五) 操作流程

护理程序

↓

备齐用物
- 眼药水（眼药膏）
- 干棉球或纸巾或干净的毛巾
- 清洁的点眼玻璃棒

↓

老人准备
- 核对、解释
- 协助老人取舒适卧位或者仰卧位将头后仰

↓

操作前准备
- 查对眼药水（眼药膏）的名称、质量
- 检查玻璃棒有无破损

↓

协助老人用眼药

涂眼药膏：

询问并观察后确定眼病，拿出玻璃棒并检查其有无破损，确认玻璃棒完好无损后，一手持玻璃棒，将眼药膏适量(火柴头大小)挤在玻璃棒的一端，嘱咐老人眼向上看，一手轻轻将患眼的下眼睑向下牵拉分开，暴露结膜囊(下内眼皮)，手持玻璃棒与眼睑平行，将眼药膏涂抹于下内眼皮

↓

将玻璃棒与眼外角平行抽出，嘱咐老人闭眼，再用手轻轻按摩眼球 → 使药液(药膏)均匀布满眼内

↓

用棉球或纸巾或干净的毛巾擦去溢出的眼药水以及面部 → 整理用物

滴眼药水：

询问并观察老人的眼病，嘱咐老人的眼向上看，一手持滴管或药瓶距离眼睑1~2厘米，另一手轻轻将患眼的下睑向下牵拉，分开暴露出结膜囊（下内眼皮），将眼药水滴在下内眼皮内2滴，再用手轻轻提捏上眼皮，然后放松手指。1~2分钟后，另一手轻轻将患眼的下睑向下牵拉，分开暴露出结膜囊（下内眼皮），将眼药水滴在下内眼皮内2滴，再用手轻轻提捏上眼皮，然后放松手指

↓

滴药后让老人闭眼睛3~5分钟，嘱咐老人眼球上下左右转动 → 使药液(药膏)均匀布满眼内

↓

用棉球或纸巾或干净毛巾擦净面部，用纸巾擦净玻璃棒上的药膏 → 整理用物

整理用物

↓

洗手

注意事项：

1. 滴有毒性的药液时，应用手指压迫泪囊处3～5分钟。

2. 涂眼药膏若无玻璃棒，将眼药膏置于眼皮内约1厘米处，旋转药膏瓶使膏药断。

3. 操作时，眼药瓶口（滴管）不要触及眼睑、睫毛。

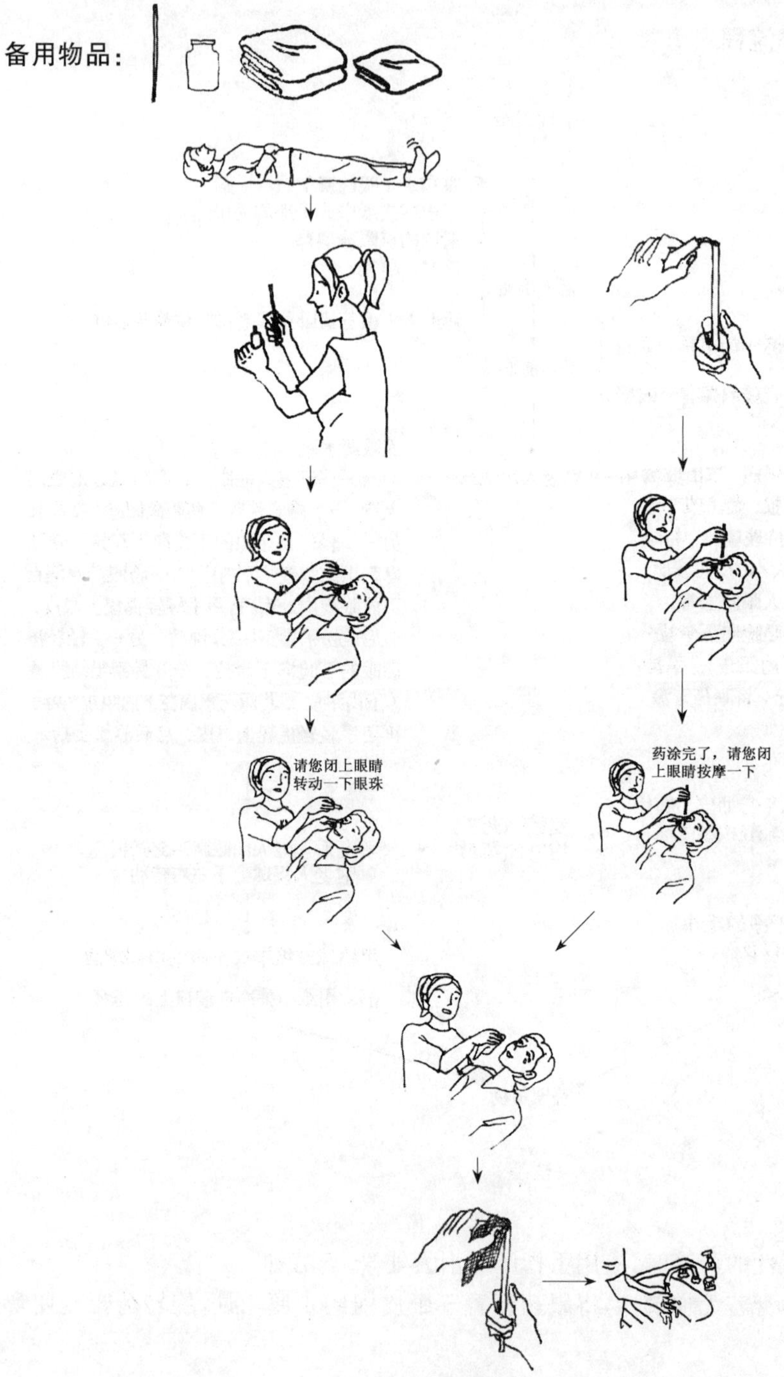

协助老人使用眼药示意图

三十六、协助老人滴鼻药 (Assisting the elderly to use nose-drops)

(一) 定义

协助老人滴鼻药。

(二) 目的

协助老人安全、正确的滴鼻药。

(三) 护理要求

1. 药瓶不接触鼻孔,不被污染。
2. 护理员动作轻柔,注意老人安全舒适。
3. 护理员观察用药反应。
4. 护理员双手清洁。
5. 药水使用正确,药水无变色、浑浊、沉淀、过期等异常。

(四) 操作步骤

1. 向老人解释说明。
2. 查对药液的名称以及药品质量。
3. 嘱咐老人先轻轻擤出鼻腔分泌物,协助老人取坐位,头靠椅背上或仰卧位肩下垫一软枕,头向上后仰,使鼻孔向上。
4. 一手扶持头部,另一手拿药滴管,距鼻孔 1～2 厘米,并将药液滴入两侧鼻腔各 3～5 滴,再用手指轻轻捏鼻翼(使药液在鼻腔内扩散到鼻甲部)。
5. 待老人休息 3～5 分钟再坐起,擦净老人的面部。
6. 整理用物,洗手。

（五）操作流程

素质要求

↓

备齐用物
- 药水
- 清洁的纸巾或干净毛巾

↓

老人准备
- 核对、解释
- 协助老人取坐位，头靠椅背上
- 或仰卧位肩下垫一软枕，头向上后仰，使鼻孔向上。

↓

操作前准备
- 查对药液的名称以及药品质量
- 嘱咐老人先轻轻擤出鼻分泌物

↓

协助老人滴鼻药 → 一手扶持头部，另一手拿药滴管，距鼻孔1~2 cm，并将药液滴入两侧鼻腔各3~5 滴，再用手指轻轻捏鼻翼（使药液在鼻腔内扩散到鼻甲部）。

↓

休息 → 休息3~5分钟再坐起

↓

擦洗老人面部

↓

整理用物

↓

洗手

备用物品：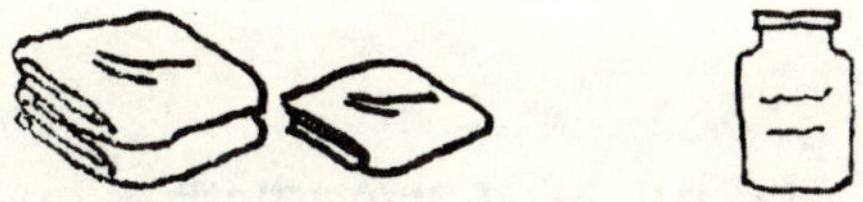

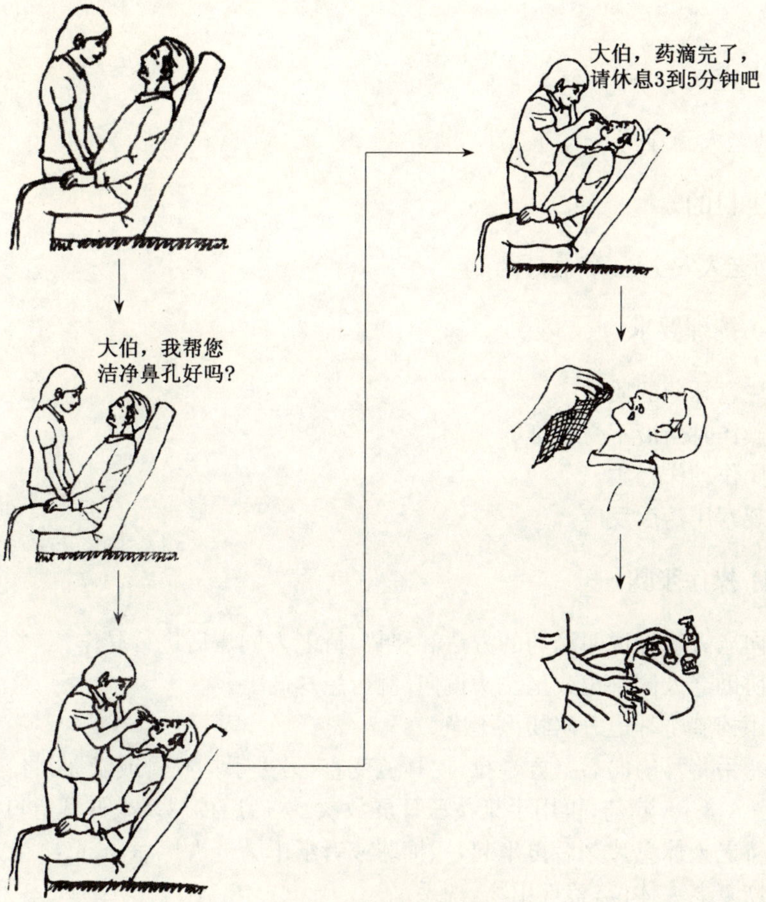

协助老人滴鼻药示意图

三十七、协助老人滴耳药
(Assisting the elderly to use eardrops)

(一) 定义

协助老人滴耳药。

(二) 目的

协助老人安全、正确滴耳药。

(三) 护理要求

1. 注意耳药的质量。
2. 操作时药液不受污染。
3. 操作动作轻柔。
4. 观察用药后反应。

(四) 操作步骤

1. 向老人解释说明滴药的方法和姿势，待老人同意后进行操作。
2. 协助老人侧卧位或坐位头偏向健侧，患耳向上。
3. 用棉签将耳道分泌物擦干净。
4. 一手将耳廓向后上方牵拉，使耳道变直，另一手持滴管或滴瓶，将药液顺外耳道壁滴入 3～5 滴药，再用手指按压耳屏数次，然后用棉球塞入外耳道口。
5. 待老人休息片刻后再坐起，用棉球或者纸巾为老人擦净局部。
6. 恢复老人体位，整理用物，洗手。

（五）操作流程

素质要求
↓
备齐用物
- 药水
- 干棉球或清洁毛巾

↓
老人准备
- 核对、解释
- 协助老人侧卧或坐位头偏向健侧，患耳向上

↓
操作前准备
- 查对药液的名称以及药品质量
- 用棉签将耳道分泌物擦干净

↓
协助老人滴鼻药 → 一手将耳郭向后上方牵拉，使耳道变直，另一手持滴管或滴瓶，将药液顺外耳道壁滴入3~5滴药，再用手指按压耳屏数次，然后用棉球塞入外耳道口。
↓
休息片刻
↓
擦净老人局部
↓
整理用物
↓
洗手

备用物品：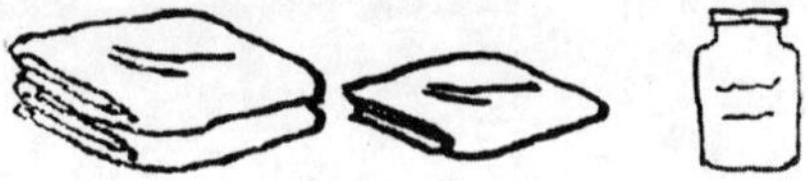

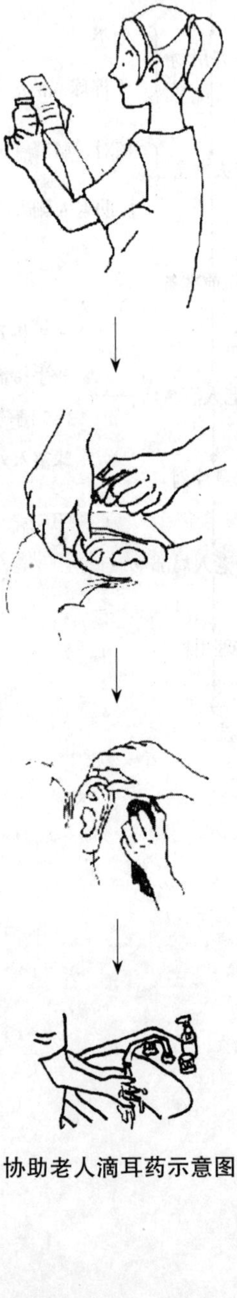

协助老人滴耳药示意图

三十八、超声雾化吸入给药(Ultrasonic atomizing inhalation)

(一) 定义

超声雾化吸入给药是利用超声波雾化器进行给药。应用超声波声能将药液变成细微的气雾,由呼吸道吸入,达到治疗目的。

(二) 目的

治疗呼吸道的炎症,减轻咳嗽;稀化痰液,帮助祛痰;解除支气管痉挛,使气道通畅从而改善通气功能。

(三) 护理要求

1. 老人舒适。
2. 操作动作轻柔。
3. 水槽和雾化罐内温度适宜。
4. 使用后消毒。
5. 超声雾化器性能正常。

(四) 操作步骤

1. 准备好超声雾化吸入器与其他物品到老人床前,向老人解释说明。
2. 开灯丝开关预热 3~5 分钟,协助老人采取坐位或者卧位,给老人颌下、胸前铺纸巾或干毛巾。
3. 打开雾化开关,药液呈雾状从管内喷出,将面罩罩在老人口鼻上或将"口含嘴"放在老人的口中,根据需要调节雾量大小,指导老人用口深呼吸,吸入 15~20 分钟。
4. 先关闭雾化开关,再关闭电源开关。
5. 协助老人擦净面部,恢复舒适体位。
6. 整理用物,消毒,洗手。

（五）操作流程

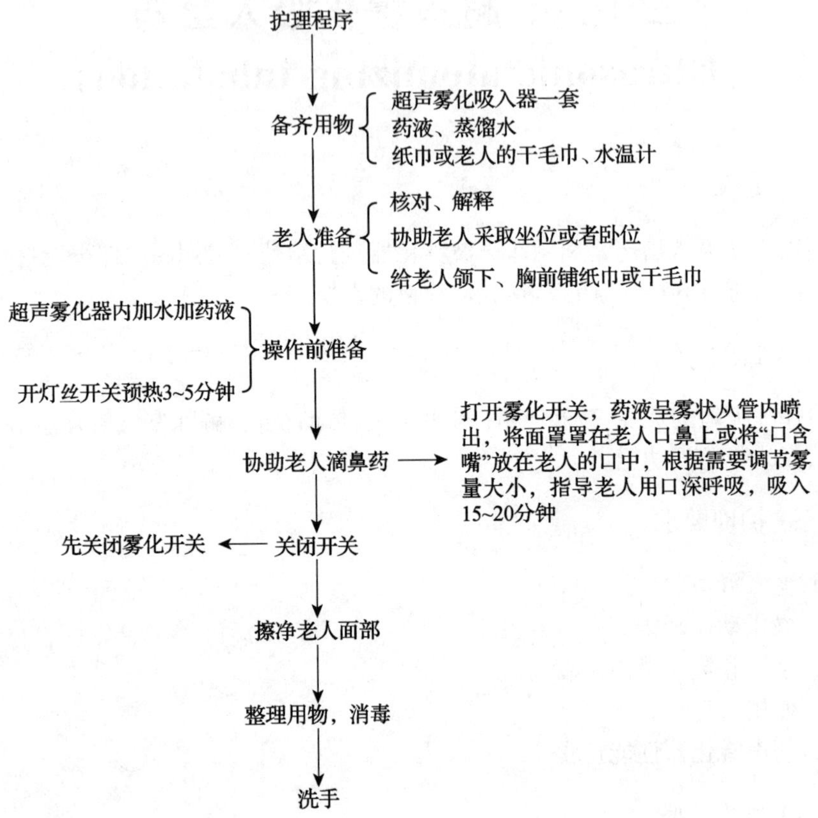

注意事项：

1. 水槽内切忌加温水或热水。
2. 当水槽内的水温超过 60℃时，应调换冷蒸馏水，换水时要关机进行。

备用物品：

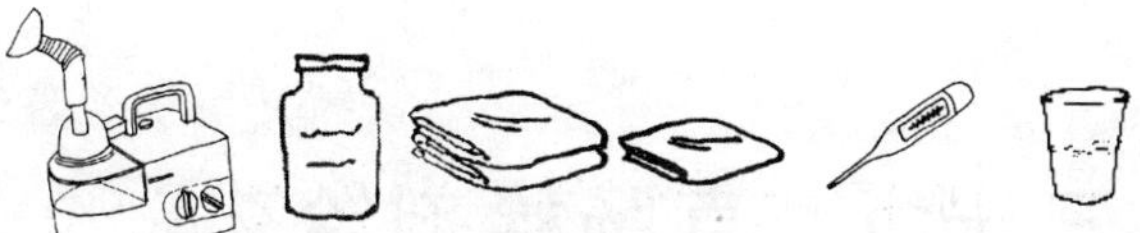

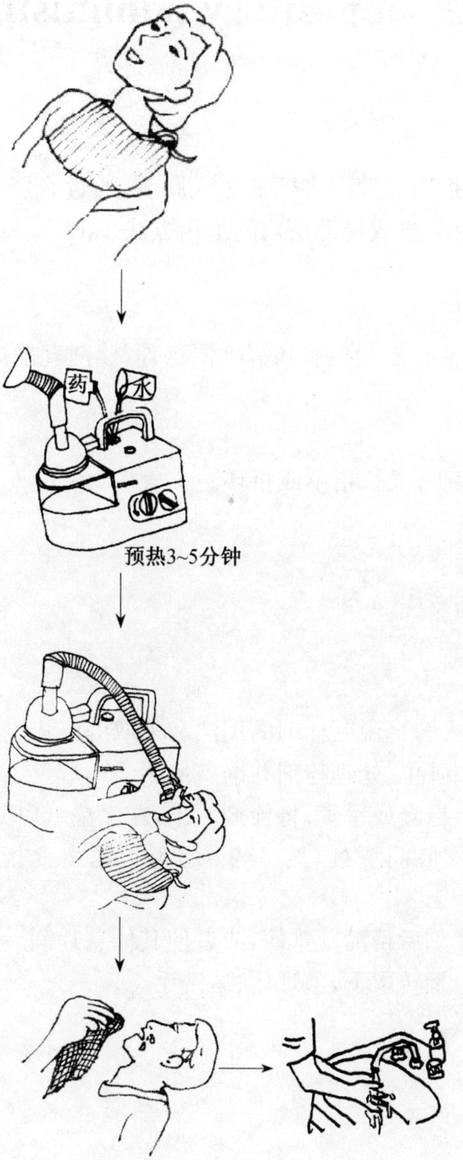

超声雾化吸入给药示意图

三十九、直肠栓剂给药
（Rectal suppository administration）

(一) 定义

直肠栓剂给药是指通过肛门将栓剂送入肠管，通过直肠黏膜迅速吸收进入血循环；发挥药效以治疗全身或局部疾病的给药方法。

(二) 目的

直肠栓剂常用于治疗肛门疾病和解除便秘等，栓剂直接被吸收，效果良好。

(三) 护理要求

1. 双手洗净并擦干，无长指甲或指环。
2. 栓剂质量合格。
3. 操作动作轻柔。
4. 观察老人用药反应。

(四) 操作步骤

1. 核对后，向老人解释说明栓剂的用法和采取的姿势。
2. 协助老人左侧卧位，处理栓剂并准备使用。
3. 右手手指戴上指套或手套，将栓剂拿出，左手垫纸巾分开臀裂，右手食指与拇指持栓剂，轻轻插入肛门深处（约 3～4 厘米），退出食指，用纸巾擦拭老人肛门处。
4. 使老人休息片刻后帮助其排便，或者使其休息片刻后恢复舒适体位。
5. 将指套（手套）翻转取下，整理用物，洗手。

（五）操作流程

素质要求
↓
备齐用物：
- 直肠栓剂药物
- 指套或手套
- 纸巾

↓
老人准备：
- 核对、解释
- 协助老人左侧卧位

↓
操作前准备：
- 检查栓剂药物质量、名称、有无过期
- 处理栓剂，准备使用

↓
直肠栓剂给药 → 右手手指戴上指套或手套，将栓剂拿出，左手垫纸巾分开臀部，右手食指与拇指持栓剂，轻轻插入肛门深处（约3~4厘米），退出食指，用纸巾擦拭老人肛门处

↓
休息：
- → 使老人休息片刻后帮助其排便，恢复舒适体位
- → 使老人休息片刻后帮助恢复舒适体位

↓
翻转取下指套（手套）
↓
整理用物，消毒
↓
洗手

备用物品：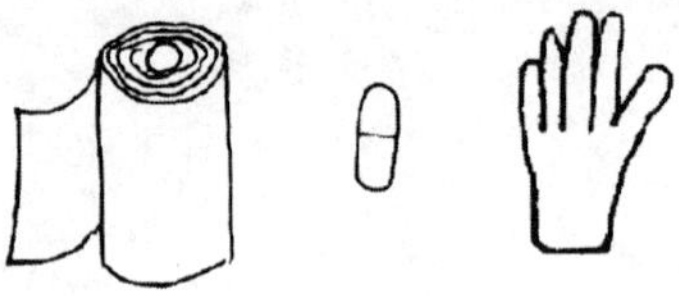

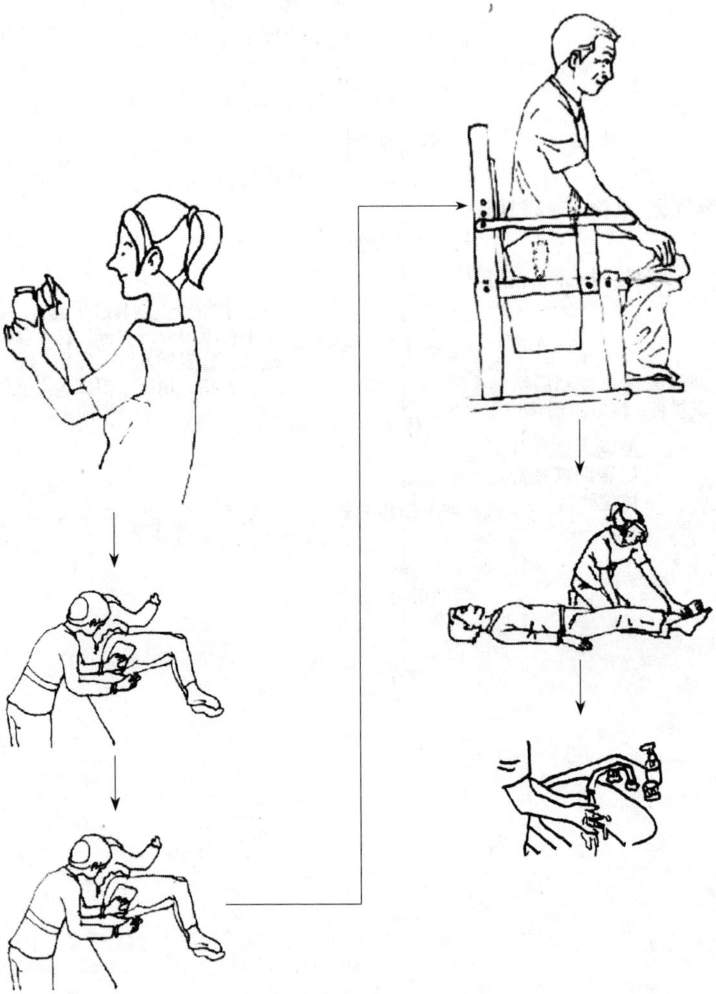

直肠栓剂给药示意图

其他照护
(Other care)

四十、行为问题处理
(Behavior problems countermeasures)

(一) 定义

老年痴呆症是因大脑神经细胞病变引起大脑功能衰退的疾病,老人的记忆、理解、语言、学习、计算和判断能力都会受影响,部分且会有情绪、行为及感觉等方面的变化。

老年痴呆症老人常见的"行为问题"

非暴力行为例子		暴力行为例子
◇ 重复句子或行为	◇ 脱掉衣服	◇ 伤害自己或他人
◇ 叫嚷	◇ 针对性咒骂他人	◇ 打人
◇ 失禁	◇ 收集物品	◇ 踢人
◇ 游荡	◇ 晚间不眠/坐立不安	◇ 咬人
◇ 拒绝接受照顾服务	◇ 不恰当行为	◇ 紧捉他人
◇ 个人卫生情况差	◇ 疑心重	◇ 抛掷东西/毁坏物品
◇ 呆滞或退缩	◇ 焦躁不安	◇ 用物件伤人
◇不饮不食	◇ 妄想、产生幻觉	◇ 于护理过程中伤及他人
◇随地吐口水、撒尿	◇ 精神混乱	

(二) 目的

1. 院内患有老年痴呆症的老人,他们的"行为问题"会得到专业人员全面和正确的评估,不会被误解。

2. 老年痴呆症老人的"行为问题"得到适当的处理,从而减低其重复出现的机会和次数,并能减低对老人和福利院的影响。

3. 通过讲解及训练,让院内护理员增强对老年痴呆症的认知,消除误解,并能更熟练和更有信心地处理这些老人的"行为问题",减低照顾这些老人时的心理压力。

(三) 护理要求

1. 对疑似患有老年痴呆症的老人进行评估,并于有需要时转入精神科诊治。

2. 对有这种病症老人的可能行为问题,院内需制定相关处理方法,从而减低行为问题出现的次数。

3. 为个别老年痴呆症老人制定照顾/服务计划(包括行为问题处理措施),并需要定下日期,评价该照顾/服务计划的成效。

4. 患有老年痴呆症的老人获得适当的照顾,不会被误解,能更好地适应院内的生活。

(四) 操作步骤

1. 观察

(1) 老人的精神状况,精神是否饱满,是否有萎靡不振的现象。

(2) 老人的情绪变化,是否喜怒无常,是否有危险的举动。

(3) 老人生活规律是否紊乱,饮食、排泄、睡眠、活动是否正常。

2. 心理护理

(1) 给予老人同情与理解,倡导亲情式服务。

(2) 尊重和关怀老人,建立良好照护者和老人关系。

(3) 按时巡视,主动与老人交流,了解情况。

3. 一般护理

(1) 保护老人安全,采取必要的安全措施。通过观察、巡视,掌握老年痴呆老人的情况,必须经常有人在旁观察照料,防止老年痴呆老人发生不安全的事件。

(2) 对于漫无目的游走行为的老人,应给与重点看护,加强巡视,管理好生活区的出口。定期查点人数。指导及组织老人参与一些有趣味的活动,有利于丰富老人的生活,又便于老人的管理。

(3) 做好饮食护理,保证老人合理营养;做好排泄护理,保证老人个人及生活场所的干净整洁。

(4) 训练生活自理能力。加强老年痴呆老人的日常生活护理,保证他们的生活需要。

(5) 根据季节的变化,帮助老人及时更换衣服,及时收藏过季的衣、被。

(6) 对行为异常和性格改变的老人,要经常通过沟通,给予心理疏导,帮助老人纠正异常行为和改善心理状态。

4. 药物治疗

通过服用药物可以改善老人的症状,例如维持智能、舒缓情绪、改善睡眠、控制行为及其他精神方面问题。

（五）操作流程

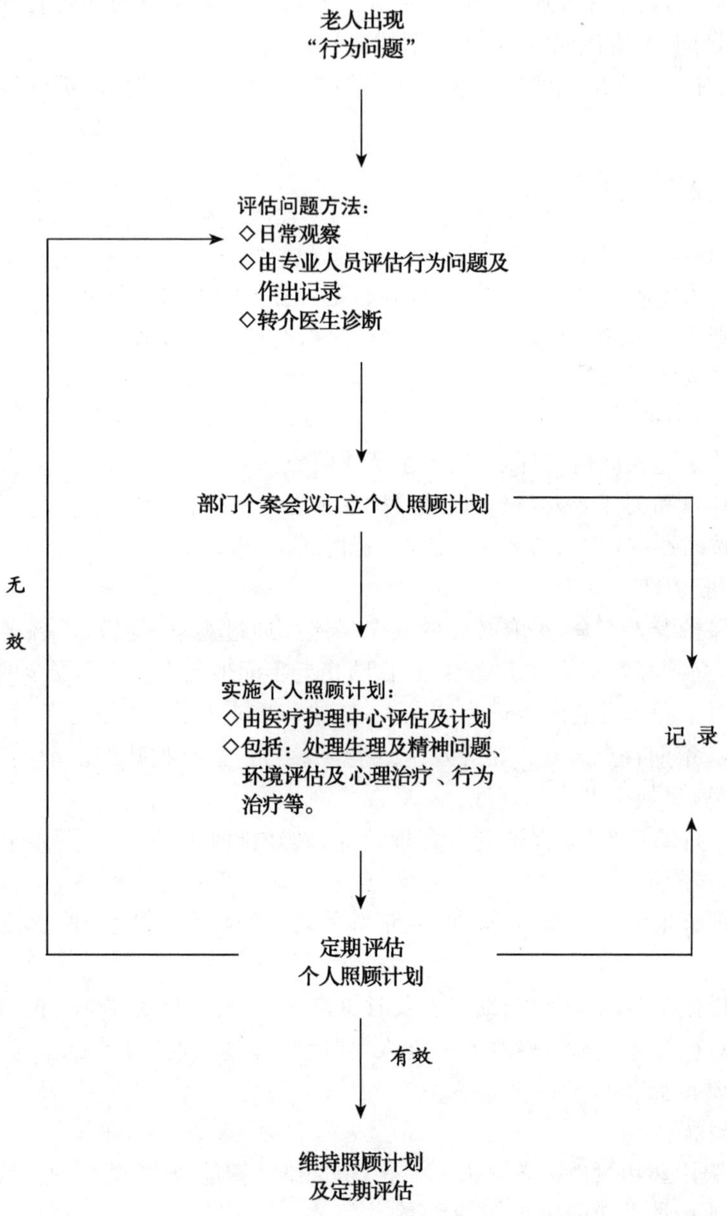
老人出现
“行为问题”
评估问题方法：
◇日常观察
◇由专业人员评估行为问题及作出记录
◇转介医生诊断
部门个案会议订立个人照顾计划
实施个人照顾计划：
◇由医疗护理中心评估及计划
◇包括：处理生理及精神问题、环境评估及心理治疗、行为治疗等。
定期评估
个人照顾计划
无效
有效
记录
维持照顾计划
及定期评估

四十一、沟通障碍老人的照护 (Care for the elderly with communication barriers)

(一) 定义

老人沟通障碍是指老人不能或难以与他人沟通，更不能表达自己的需要。

(二) 目的

1. 增强老人表达或沟通的能力。
2. 让老人了解、表达及交流对事物的看法及感受，宣泄情绪。
3. 协助老人与他人建立良好的沟通及社会关系。

(三) 护理要求

1. 定期评估老人的沟通能力，并尝试使用不同沟通方法，尽量协助及维持有效的沟通，提升老人的自信及自尊。

2. 为沟通障碍的老人评估可能的危机，保障老人能在安全环境中生活。

(四) 操作步骤

1. 评估：评估老人的能力及受限制情况；评估因沟通障碍而产生的影响。了解形成老人沟通障碍的原因、沟通模式，实施相应的处理方法，增强其沟通能力。

2. 计划：按老人的沟通问题而订立照顾/护理计划。

照顾计划需要不同专业的合作，包括医生、护士、社工、物理治疗师及言语治疗师等，在过程中应有老人或家属参与。

3. 介入方法

(1) 按老人沟通障碍的不同原因而转介有关专业/专科。

(2) 训练老人在某种程度上重新建立已丧失的沟通能力。

(3) 为老人安排适当的辅助沟通工具，例如助听器、图片、相片等。

(4) 利用环境提示，协助老人辨识位置。

如老人有听力障碍，可安排老人到安静的地方，有助沟通。如老人因情绪问题影响沟通，护理员可先安抚老人情绪，细心聆听老人的需要，应主动关心老人的需要。

(5) 留意老人的行为、表情及情绪反应，以了解其想表达的意思，亦可从家属、亲友方面了解其行为模式及需要，例如喜好及厌恶等。

(6) 由于老人不能表达其需要，故应加强老人的护理照顾，例如：失禁护理、压疮、营养、吞咽情况、口腔护理、防止感染等。

4. 与沟通障碍的老人沟通时注意事项

(1) 运用简单字句。

(2) 说话直接清楚，例如直接问吃不吃某种东西，而不是问是否肚子饿。

(3) 说话时要面对老人，确定他能看见你，不要背向光源。

(4) 有需要时重复说话。

(5) 不要随便转换话题。

(6) 说话速度不宜太快。

(7) 尽量问“是”或“不是”的问题。

(8) 运用实物或图像加强老人理解你的意思。

(9) 一次说一个讯息，老人如果接受太多讯息会出现混乱及感到困难。

(10) 多运用身体语言，例如手势、眼神及点头等。

(11) 保持环境安静及减少骚扰。

(12) 记录有效的沟通方法。

(13) 鼓励沟通。

5. 沟通技巧

1) 生理方面

(1) 听觉退化：说话大声一点及避免高频。说话速度慢一点及正面向着老人说话。鼓励老人配戴适当助听器。运用手势、表情。运用图片，或把信息写出来给老人看。

(2) 视觉问题：常见的问题如白内障、青光眼、老花眼及糖尿病诱发的视觉并发症，如视网膜病变等。

- 介绍周围的人物及环境。
- 字体要清晰够大。
- 鼓励老人配戴眼镜。
- 加强室内光线。

(3) 神经性沟通障碍：如中风、脑创伤、帕金森症、老年痴呆症及其他脑部疾病等。常见症状如：理解能力不足(如不明白指示或答非所问等)；表达能力不足(如说话句子简短或字词过少)、失语症等。

- 与老人面对面，保持眼神接触，确定引起老人注意。

·说话时语调平稳缓慢,不急促说话。

·语言要精简,问题要简单,每次只提出一个问题。

·观察老人的表情、音调及动作变化,以便作出适当反应及提示。

·谈话时间不宜过长,因老人的集中能力低。

·如老人不能集中精神时,可轻拍其手臂,呼叫其名字或让老人休息一会,喝杯水,使其精神缓和,恢复注意力。

·鼓励老人缓慢地说话,用简单词语及身体语言去表达,如用点头去表示“好”。

·避免用代名词如“他”“他们”“这里”“那个”等,应以人名、地名或物件名称作直接沟通。

·减少用抽象的概念,例如:“饥饿”“口渴”是抽象的,“食物”和“饮水”是具体的。

·当老人忘记整个句子时,可以重复句子最后部分,以作提示。

·需要时,可将文字或图画写在纸上,帮助表达要求,或展示将要进行活动的物品,并配合动作解释。例如:拿毛巾、肥皂及衣服,以示老人将要沐浴。

2) 心理方面

(1) 思想的差异

·设身处地地了解老人的立场和感受。

·及时改正,减少误解。

·互相交换意见,达成共识。

(2) 偏见

·留意自己的想法是否有根据,是否合理。

(3) 情绪(情绪的好坏会影响沟通,如压力、忧虑及抑郁)

·留意自己及老人的情绪。

·对彼此的情绪互相体谅,并加以舒缓。

·有耐性,表示关心、聆听老人说话。

3) 环境方面

(1) 环境的干扰(影响精神的集中)

·减低干扰及噪音。

·有需要时可先关掉电视机或收音机。

·提供舒适的环境。

·指示清楚。

(2) 时间的充裕

·适当地安排时间,有助清楚沟通。

(3) 社会文化(如:不同方言)

· 可邀请职工、老人、家属协助翻译。
· 职工可自行学习不同地区的简单方言,作为日常生活上的简单沟通。
· 利用文字表达。

(五) 操作流程

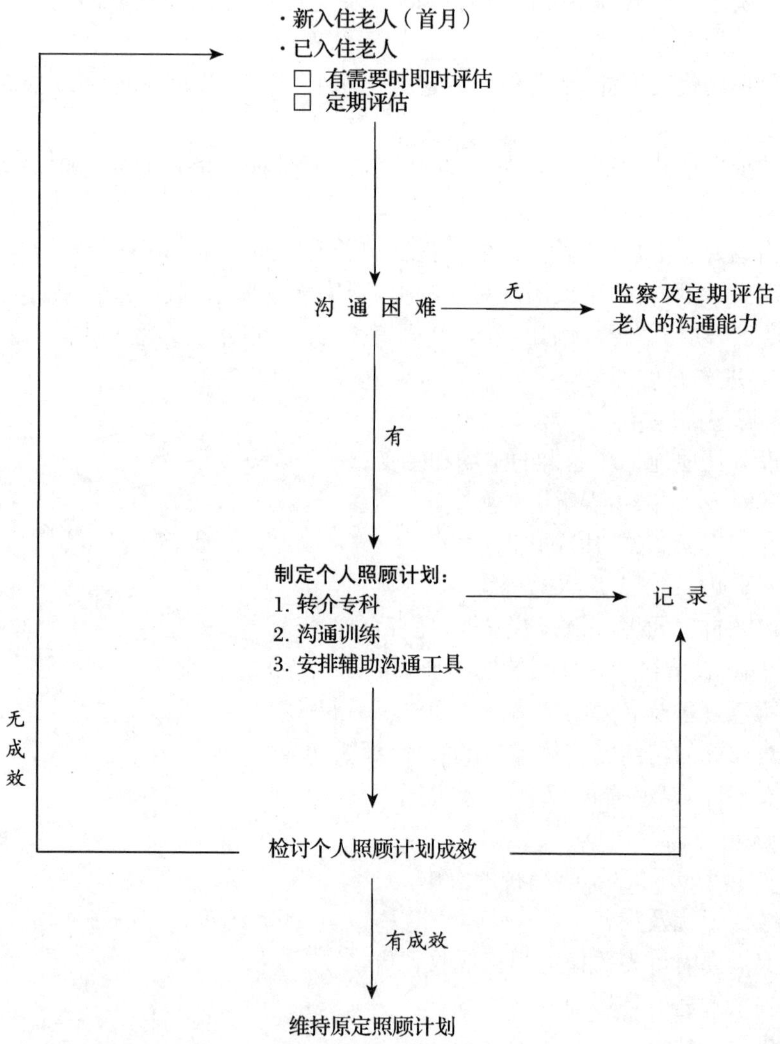

四十二、心理社交的照护
(Psychological and social needs care)

(一) 定义

心理社交健康包括:稳定情绪、热爱生命及与人和谐共处。

(二) 目的

1. 保持老人的心理及社交健康。
2. 减少老人因入住福利院带来的心理问题。
3. 减少老人因心理、生理及社交方面的转变而产生孤寂及抑郁等问题。

(三) 护理要求

1. 为新入住老人提供入住导向计划,协助老人适应院内生活,减少因适应困难而产生心理问题。
2. 新入住老人于入住首月,必须评估其心理及社交情况,制定个人照顾计划。
3. 每年最少一次重新评估老人心理及社交状况,修订个人照顾计划。
4. 如老人有抑郁或自杀倾向,须及时作出跟进或转介,并制定相应的措施,预防老人问题恶化。

(四) 操作步骤

1. 心理社交评估:为新入住老人制定导向计划,协助老人适应院内生活。入住首月,须评估心理及社交状况,制定个人照顾计划。

评估导致心理不健康及社交功能出现问题的原因,例如:活动能力限制、人际沟通技巧不足、沟通障碍、认知问题或环境因素等。

2. 维持心理社交健康的方法:重建老人社交圈子,例如:

· 推动老人参加社区活动,认识新朋友。

· 鼓励老人间的来往,互相探访。

· 联络各方面人士探访老人,例如:慰问演出等。

· 鼓励老人及家属参加院内举办的活动,例如:每月生日会或其他重大节日,增加他们接触的机会。

·培养良好爱好,重新发展兴趣,保持心境开朗,发掘老人潜能。

·心灵的支持:宗教是心灵活动的形式化表现,心灵支持有助老人正面了解生活意义和目的,为老人带来安慰。

·鼓励老人留意新事物及社会动态,避免与社会脱节。利用或引入社区资源,拉近与社会的距离。

3. 关注及评估老人特别需要

抑郁症处理

(1) 情绪方面

·情绪持续低落,感到沮丧或绝望,可能出现哭泣、暴躁、紧张或焦虑的情况。

·对日常生活、嗜好、工作或社交不再有兴趣。

·悲观。

·有无助感和罪恶感。

(2) 身体方面

·觉得疲倦及缺乏说话活力,提不起劲或不愿做事。

·睡眠失调。

·食欲及体重改变。

·坐立不安,说话缓慢。

·多种原因不明的身体不适,如:头痛、肠胃失调、慢性疼痛。

(3) 思想方面

·健忘,难以集中精神或作出决定。

·觉得自己没有用或过分内疚。

·有自杀意念。

·记忆力减退。

·思考困难。

·缺乏自信。

(4) 行为方面

·性情孤僻,不愿参与活动。

·反应缓慢。

·无心打扮。

·缺乏活力,无法享受人生。

评估及观察老人抑郁状况

·留意老人是否有抑郁症症状,以便及早发现处理,减轻病情。

·抑郁症症状是指有关症状已持续 2 个星期或以上,并影响日常生活与处事能力。

如发现老人有抑郁症症状,可参考以下处理方法:

·通过心理疏导,了解老人的感受和想法,让其将内心的感受表达出来,以宣泄内心的纠结,同时提供情感上的支持和鼓励。

·转入精神科或请临床心理学家会诊。

·运用家属、朋友及宗教信仰协助。

·留意老人的个人活动及身体状况。

·鼓励参与社交活动。

预防老人自杀

自杀是抑郁症的一个后果,员工须留意老人是否有自杀的倾向。

加强培训员工敏锐观察能力,及时发现老人是否有自杀征兆,预防及处理老人自杀。

留意老人自杀的征兆,包括:

·出现抑郁症状、情绪不稳定、失眠。

·体重下降、非常疲倦。

·拒绝援助。

·不寻常地要求看医生。

·完成私人事务或未完的心愿。

·表现不寻常的恐惧和紧张。

·预备自杀工具。

·直接或间接表达希望死去和重复表达自己不久于人世。

·叮嘱身后事,写下遗嘱。

·言语中时常表现厌世的意思。

（五）操作流程

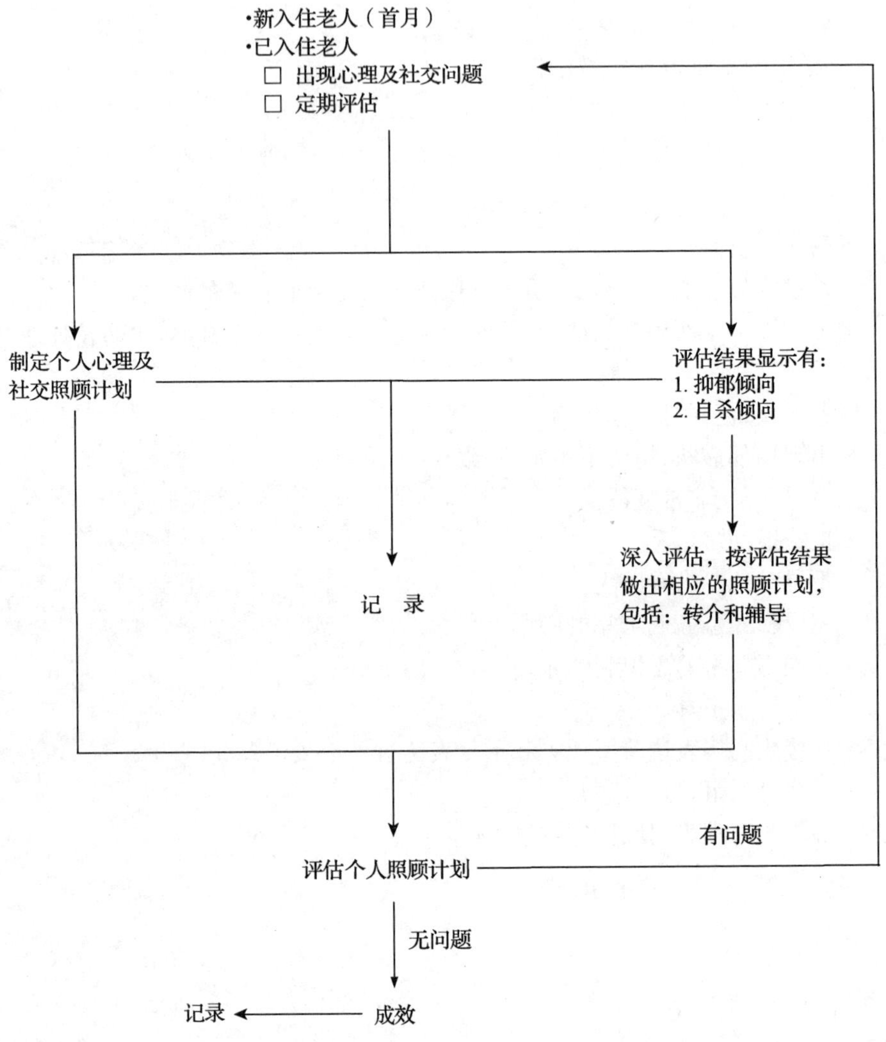
·新入住老人（首月）
·已入住老人
□ 出现心理及社交问题
□ 定期评估
制定个人心理及
社交照顾计划
评估结果显示有：
1. 抑郁倾向
2. 自杀倾向
深入评估，按评估结果
做出相应的照顾计划，
包括：转介和辅导
记　录
有问题
评估个人照顾计划
无问题
记录
成效

附　老年人身体评估量表

一、基本资料

姓名： 出生年月：　　年　　月　　日	性别：□男　□女
籍贯：　民族：　身份证号：	
曾从事职业： 婚姻状况：1. □未婚　2. □已婚　3. □离婚　4. □丧偶　5. □其他	
文化程度： 1. □未读书　2. □小学　3. □中学　4. □高中　5. □大专　6. □大学及以上	
宗教信仰：1. □佛教　2. □回教　3. □基督教　4. □其他：	
个人爱好______________ 喜欢的颜色______________	喜欢的食物______________ 喜欢的活动______________
不喜欢的事情______________	方言是什么______________
现住地址：________街(镇)________路________居(村)委________弄______号________室	
联系电话：	
主要联系人： 固定电话：	与老人关系： 手机：
主要联系人： 固定电话：	与老人关系： 手机：

二、重大疾病史

疾病名称	发病时间	目前是否接受治疗
(1) □脑血管疾病	年　月	□否　□是
(2) □高血压	年　月	□否　□是
(3) □冠心病	年　月	□否　□是
(4) □糖尿病	年　月	□否　□是
(5) □消化系统疾病	年　月	□否　□是
(6) □肺心病	年　月	□否　□是
(7) □骨质疏松症	年　月	□否　□是
(8) □骨折	年　月	□否　□是
(9) □颈椎病	年　月	□否　□是
(10) □痴呆症	年　月	□否　□是
(11) □帕金森症	年　月	□否　□是
(12) □老年期抑郁症	年　月	□否　□是
(13) □慢性阻塞性肺疾病	年　月	□否　□是
(14) □内分泌疾病	年　月	□否　□是
(15) □视网膜病变	年　月	□否　□是
(16) □白内障	年　月	□否　□是
(17) □青光眼	年　月	□否　□是
(18) □失聪	年　月	□否　□是
(19) □癌症	年　月	□否　□是

三、健康状况

日常交流沟通：

(1) 表达能力：

① □良好　② □能表达简单的句子　③ □仅可表达简单的词

④ □言语无法令人理解　⑤ □无法言语

(2) 理解能力：

① □良好　② □能理解简单的句子　③ □仅可理解关键字

④ □无法理解　⑤ □无法判断理解能力

是否使用辅具：0. □否　1. □是：

(1) □单手拐杖　(2) □腋下拐杖　(3) □助行器

(4) □轮椅　(5) □助听器　(6) □便盆椅

(7) □其他：

营养状况评估：

一般情况：

身高______ cm　体重______ kg

身体质量指数(BMI)参考值=体重(kg)/身高(m)平方

评分标准：□BMI 小于 15 或大于 34 即重度消瘦或重度肥胖；

□BMI 小于 17 或大于 28 即中度消瘦或肥胖；

□BMI 小于 18.4 或大于 24 即轻度消瘦或超重；

□BMI 18.5～24 健康体重

理想体重________ kg±10%　水肿：□有　□无

近期体重变化：□上升　□下降　□持平

营养状况：□良好　□一般　□不良　□过剩

过剩/不良：□轻　□中　□重

食物禁忌：________________________________

与营养相关的药物治疗：________________________

营养状况简易问卷：

(1) 您一天用几餐？

A. 1餐　　B. 2餐　　C. 3餐　　D. 3餐以上

(2) 在下列三项内容中，符合您情况的有几项(多选)：

A. 0或1项　　B. 2项　　C. 3项

① 每天至少喝一杯牛奶或一份奶酪或一杯酸奶

② 每周吃2次大豆或豆制品、禽蛋食品

③ 每天吃肉、鱼、禽类食品

(3) 您是否每餐都吃蔬菜或水果？

A. 不到2餐/日　　B. 每餐都吃

(4) 您每天喝多少饮料(包括水、果汁、咖啡、茶、牛奶)？

A. 少于3杯(每杯190 ml)

B. 3～5杯

C. 5杯以上

(5) 过去三个月是否因食欲不佳、消化问题、咀嚼或吞咽困难致进食量越来越少？

A. 严重食欲不佳　　B. 中度食欲不佳　　C. 食欲无变化

(6) 您最近自我感觉营养状况如何？

A. 营养不良　　B. 不能确定　　C. 没有问题

(7) 过去三个月内曾有精神性压力或急性疾病发作？

A. 是　　B. 否

根据结论给出合理的营养建议方案：________________________________

____

____

____

____

____

____

____

____

____

四、视、听力状况

视力	□视力正常，包括矫正后视力正常	0分
	□能看清 30 cm 以内的物品	5分
	□看不清 30 cm 以内的物品只有光感或双目失明	10分
听力	□听力正常　□需要提高声调提问，但对提问一般能理解	0分
	□交流沟通时需要大声反复提问　□对提问只能听到片言只语	5分
	□对提问基本听不清或根本听不见	10分

总分：			
评　估 参考值	正常 0～4分 中度 5～14分 重度≥15分	参数项目 等级判断	□正常 □中度 □重度
关于听视力的评分说明：凡视力在5分及以上的，“听、视力事项”的等级就跟着视力打中度及以上。			
评估结论说明：			

五、心理评估

1. 认知评估

事项评分		1分	2分	3分	4分
学习	□国家主席、□总理、□村(居)委会主任分别是谁?				
	最近□本市、□(村)居委、□邻居发生什么新鲜事?				
常识	□今天是哪一年?□什么季节?□星期几?(看日历说出也算)				
	□春节、□中秋节、□国庆节是哪天?				
	3件常用物品的辨认(命名) □笔、□钱币、□手表				
记忆	□您多大年龄?(±2说出生肖也算) □您生日是哪天?				
	□这是什么地方?□旁边的人是谁? □说出配偶名字				
	回忆3件已辨认的物品 □笔、□钱币、□手表				
操作	10元−3−3−3 =元?(不可提醒)				
	□用左手拿纸 □将纸对折 □放在右腿				
事项说明:答对3题1分　对2题2分　对1题3分　3题都错4分					
总分:　　资料来源:□本人　　□其他:________					
评分参考值	□初中及以上组　□小学及以下组 正常≤14分　≤16分 轻度15～19分　17～21分 中度20～24分　22～26分 重度≥25分　≥27分	参数项目等级判断	□正常 □轻度 □中度 □重度		
评估结论说明:					

2. 情绪评估

事项评分	没有	偶尔有	有时有	经常有
1. 担心担忧(反复说健康问题)	0	1	2	3
2. 焦虑不安、心神不定	0	1	2	3
3. 觉得一切都不好,好像要发生不幸	0	1	2	3
4. 异常欣快	0	1	2	3
5. 情绪起伏易变	0	1	2	3
6. 易怒的(激惹)	0	1	2	3
7. 迟滞的	0	1	2	3
8. 情绪低落	0	1	2	3
9. 表情比较淡漠	0	1	2	3
10. 感到紧张或容易紧张	0	1	2	3
总分:________ 资料来源:□本人 □其他:________				
焦虑判断分数如下:总分≥11 分,建议转至心理卫生中心介入				
评分参考值	正常 0~3 分 轻度 4~10 分 中度 11~17 分 重度 ≥18 分	参数项目 等级判断	正常□ 轻度□ 中度□ 重度□	
评估结论说明:				

3. 抑郁评估

事项评分	没有	偶尔有	有时有	经常有
1. 觉得做任何事都很费力	0	1	2	3
2. 睡不安稳	0	1	2	3
3. 觉得很孤单、寂寞	0	1	2	3
4. 觉得人人都不友善	0	1	2	3
5. 觉得很悲哀	0	1	2	3
6. 觉得别人不喜欢自己	0	1	2	3
7. 做任何事提不起劲	0	1	2	3
8. 做事无法集中注意力	0	1	2	3
9. 觉得比不上一般的人	0	1	2	3
10. 觉得生活得没意义	0	1	2	3
总分:＿＿＿＿ 资料来源:□本人 □其他:＿＿＿＿				
忧郁判断分数:≥13 分建议转至心理卫生中心介入				
评分参考值	正常 0～3 分 轻度 4～12 分 中度 13～20 分 重度 ≥21 分	参数项目 等级判断	正常□ 轻度□ 中度□ 重度□	
评估结论说明:				

六、评估结论

<table>
<tr><td rowspan="2">参数项目</td><td colspan="4">健康状况</td><td rowspan="2">听力、视力</td><td colspan="3">心理状况</td></tr>
<tr><td>重大疾病</td><td>沟通能力</td><td>行动力</td><td>营养状况</td><td>认知</td><td>情绪</td><td>抑郁</td></tr>
<tr><td>评估分值</td><td>□无
□有
□严重</td><td>□良好
□一般
□不良</td><td>□良好
□一般
□不良</td><td>□良好
□一般
□不良
□过剩</td><td>正常□0 分
中度□5 分
重度□35 分</td><td>正常□0 分
轻度□2 分
中度□6 分
重度□10 分</td><td>正常□0 分
轻度□1 分
中度□3 分
重度□5 分</td><td>正常□0 分
轻度□1 分
中度□3 分
重度□5 分</td></tr>
<tr><td colspan="9">注:患有以下疾病,要重点关注
□心脏搭桥术后 □心肌梗塞 6 个月以内 □脑血管意外后遗症导致运动功能障碍 □截瘫、脑瘫引起功能障碍
□老年痴呆症中晚期(要有区精神专科医院的疾病诊断证明)□胸、腰椎压缩性骨折导致功能障碍 □肢体骨折 6 个月以内 □帕金森症中晚期 □类风关关节变形引起功能障碍 □尿毒症失代偿期 □肿瘤晚期
□其他原因引起的瘫痪导致功能障碍</td></tr>
<tr><td colspan="9">评估组服务建议:</td></tr>
<tr><td colspan="9"></td></tr>
</table>

参 考 文 献

[1] 熊仿杰,李乐之. 老年介护教程[M]. 上海:复旦大学出版社,2006.
[2] 大田仁史,三好春树. 现代照护[M]. 北京:科学出版社,2007.
[3] 陈雪萍,姚蕴伍,杜丽萍. 养老机构老年护理服务规范和评价标准[M]. 杭州:浙江大学出版社,2011.
[4] 朴顺子,尚少梅. 老年人实用护理技能手册[M]. 北京:北京大学出版社,2011.
[5] 许福子. 老年人生活护理[M]. 北京:经济管理出版社,2007.
[6] 张香永,姜彦松. 老年病人护理服务手册[M]. 北京:高等教育出版社,2011.
[7] 李玉玲. 社区老年护理[M]. 北京:中国协和医科大学出版社,2006.
[8] 陈生弟,李广智,邓钰蕾. 名医会诊老年痴呆症[M]. 上海:上海文化出版社,2008.
[9] 刁米纳. 养老院的故事[M]. 北京:中国社会出版社,2010.
[10] Judith L. London. 怎样与老年痴呆症患者沟通[M]. 北京:中国轻工业出版社,2011.
[11] 伍小兰,曲嘉瑶. 台湾老年人的长期照护[M]. 北京:中国社会出版社,2010.